Hofele/Hellermann

Richtig einkaufen
bei Neurodermitis

Die Autorinnen

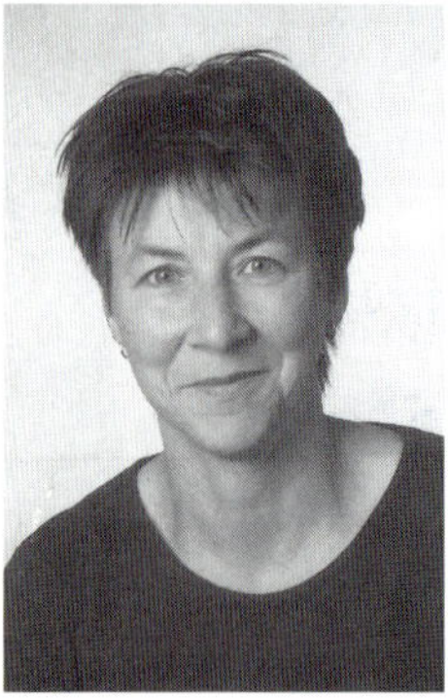

Karin Hofele ist Diplom-Oecotrophologin mit Studium an der Technischen Universität München. Nach mehrjähriger Beratungstätigkeit in ihrem Fachgebiet Ernährung arbeitet sie heute als freie Journalistin und Buchautorin mit den Themen Ernährung und Gesundheit.

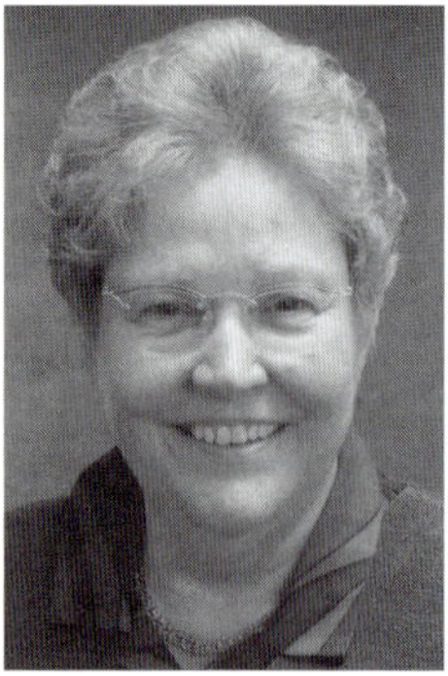

Mechthild Hellermann ist Begründerin und Leiterin des Therapiezentrums „Schwelmer Modell" für ganzheitliche ambulante Behandlung von Neurodermitis- und Allergiepatienten (www.schwelmer-modell-de). Sie ist Autorin der im TRIAS-Verlag erschienenen Bücher „Neurodermitis bei Kindern" und „Neurodermitis und Allergien – das Familienkochbuch".

Dipl. oec. troph. Karin Hofele
Mechthild Hellermann

Richtig einkaufen bei Neurodermitis

TRIAS

Bibliografische Information der Deutschen Bibliothek
Die Deutsche Bibliothek verzeichnet diese Publikation in der Deutschen Nationalbibliografie; detaillierte bibliografische Daten sind im Internet über http://dnb.ddb.de abrufbar

Die Ratschläge und Empfehlungen dieses Buches wurden von Autor und Verlag nach bestem Wissen und Gewissen erarbeitet und sorgfältig geprüft. Dennoch kann eine Garantie nicht übernommen werden. Eine Haftung der Autoren, des Verlages oder seiner Beauftragten für Personen-, Sach- oder Vermögensschäden ist ausgeschlossen.

Sofern in diesem Buch eingetragene Warenzeichen, Handelsnamen und Gebrauchsnamen verwendet werden, auch wenn diese nicht als solche gekennzeichnet sind, gelten die entsprechenden Schutzbestimmungen.

Programmplanung: Uta Spieldiener
Umschlaggestaltung: CYCLUS · Visuelle Kommunikation, Stuttgart
Umschlagfoto: Mauritius
Satz: Fotosatz H. Buck, Kumhausen
Druck und Verarbeitung: Druckhaus Beltz, Hemsbach

ISBN 3-8304-3140-6 1 2 3 4 5

Inhalt

Liebe Leserin, lieber Leser,

wenn die Haut juckt, sich schuppt, gerötet ist, liegt der Gedanke an eine Allergie oder an Neurodermitis nahe. Doch dem ist nicht immer so. Zunächst sollte eine sichere Diagnose vorliegen und Allergietests klarstellen, ob bestimmte Lebensmittel gemieden werden müssen. Verzichten Sie nicht unnötigerweise auf Lieblingsspeisen.

Erst wenn die Diagnose feststeht oder ein gut begründeter Verdacht vorliegt, sollten mögliche Auslöser einer Allergie aus dem Alltag verbannt werden. Zählen Nahrungsmittel zu den Allergieauslösern, dann muss nicht selten der Speiseplan komplett verändert werden. Gilt ein Lebensmittel, welches nahezu täglich auf dem Speiseplan steht, als Auslöser der Beschwerden, dann ist die Ratlosigkeit und auch die Unsicherheit meist groß. Was soll ich, was soll mein Kind nun essen? Womit können wir dies oder jenes ersetzen?

Stellen Sie nicht den Verzicht oder das Meiden von Lebensmitteln in den Vordergrund. Suchen Sie nicht verzweifelt nach Ersatz. Wählen Sie stattdessen neue, vielleicht auch ungewohnte und unbekannte Lebensmittel aus und probieren Sie neue Zubereitungsmöglichkeiten.

Die Tabellen, Tipps und Rezepte in diesem Buch sollen Ihnen zeigen, dass auch bei Neurodermitis viel Leckeres auf dem Speiseplan verbleiben kann. Nutzen Sie die Gelegenheit, um Ihre Lebensmittel bewusster auszuwählen und bevorzugen Sie naturbelassene, unverarbeitete Lebensmittel. Vielleicht entdecken Sie neue und interessante Produkte und bemerken, dass auch bei Neurodermitis das Essen und auch die Zubereitung Freude machen kann.

Diagnose: Neurodermitis

Neurodermitis ist die häufigste Erkrankung des so genannten atopischen Formenkreises. Eine Atopie ist die erbliche Bereitschaft, anders zu reagieren, also „am falschen Ort" eine Abwehrreaktion zu zeigen. Die Zahl der Neurodermitiker steigt ebenso kontinuierlich wie die Zahl der Patienten mit Allergien. Dies gilt besonders für das Kindesalter. Ein Grund hierfür ist sicher die Tatsache, dass immer mehr junge Menschen Eltern werden, die selbst bereits unter Allergien leiden, denn Erbfaktoren spielen bei der Entstehung der Neurodermitis eine wichtige Rolle. Auch unsere heutigen Lebensbedingungen scheinen die Entstehung der Neurodermitis zu begünstigen. Damit aus der erblichen Veranlagung wirklich eine Erkrankung wird, bedarf es einem oder mehrerer Auslöser. Dabei spielen Allergien, Ernährung, Lebensbedingungen und psychische Anspannungen gleichermaßen eine wichtige Rolle. Da es meist verschiedene Faktoren sind, die zum Krankheitsausbruch oder zur Aufrechterhaltung der Krankheit beitragen, ist die Behandlung der Krankheit so schwierig.

Wird mein Kind allergisch?

Allergie in der Familie	Erkrankungsrisiko des Kindes
Weder Vater noch Mutter allergisch	5–10 Prozent
Vater, Mutter oder Geschwisterkind allergisch	20–40 Prozent
Beide Eltern allergisch	40 bis 60 Prozent
Beide Eltern die selbe allergische Erkrankung	60–80 Prozent

Der Verdacht wird bestätigt

Eine erste Diagnose wird nach rein optischen Gesichtspunkten gestellt. Der Arzt betrachtet die Haut, sieht sie gerötet, stellenweise nässend, sieht bestimmte typische Areale betroffen (diese verändern sich je nach Alter des Patienten), oder er erkennt Kratzspuren, die auf den heftigen Juckreiz hindeuten. Oft ist die Haut an den nicht akut betroffenen Stellen sehr trocken. In der Anamnese bestätigt der Patient dann den Juckreiz, der oft mit Schlafstörungen einhergeht. Der Betroffene bestätigt auch den chronischen Verlauf, der die Krankheit nur noch in schwächere und stärkere Phasen unterteilt, oder er beschreibt die typischen Schübe. In vielen Fällen sind verwandte Erkrankungen, besonders Asthma, allergischer Schnupfen (Heuschnupfen) oder andere Allergien in der Familie vorhanden. Damit ist in der Regel die Diagnose Neurodermitis – auch atopisches Ekzem oder atopische Dermatitis genannt – gestellt.

Typische altersentsprechende Verteilung der Symptome

Säugling	Gesicht, Kopf (Milchschorf), Hals, Brust, Bauch
Kleinkind	Gesicht, Hals, Arme, Hände, Beine, Brust, Bauch, Rücken
Kindergartenkind	Arme, Armbeugen, Hände, Kniekehlen, Fußgelenke, Hals, Gesicht, Nacken
Schulkind	große und kleine Beugen an Armen und Beinen, Gesicht, Hals und Nacken, Brust, Bauch, Rücken
Jugendliche/Erwachsene	Beugenekzeme an Armen und Beinen, Hände, Gesicht, Nacken, Rücken

Die Haut – wichtiges Schutzorgan

Unser größtes Oberflächenorgan erfüllt eine ganze Reihe von Aufgaben. Zunächst einmal schützt die Haut das Innere vor äußeren Einflüssen wie Schmutz, Mikroorganismen, Wärme, Kälte oder Stößen. Die Haut enthält zahlreiche Zellen, Nerven und Gefäße, die auch der Sinneswahrnehmung dienen, z.B. beim Berühren oder Tasten. Die Zellen des Immunsystems, die in Oberhaut und Schleimhaut sitzen, bilden eine besondere Barriere. Bei Störungen in diesem Bereich ist unser Wohlbefinden erheblich beeinträchtigt.

Die Haut bei Neurodermitis

Ist die Haut sehr trocken, dann kommt es zu einer Art „Brüchigkeit", die den Barriereschutz der Haut stark vermindert. In der Folge entsteht ein übermäßiger Wasserverlust durch die Haut hindurch, der den Transport wichtiger „Baustoffe" in die Zellen reduziert und auch die Immunaktivität der Haut verringert. Gleichzeitig ist das Eindringen von äußeren Stoffen, wie etwa Keimen oder Pollen, leichter möglich. Dies tritt natürlich besonders dann auf, wenn die Haut zusätzlich offen ist und nässt. Die Entwicklung der Haut verläuft von innen nach außen. Schichten, die innen entstehen, wachsen nach außen vor, um dann dort langsam und im Normalfall fast unsichtbar abzuschuppen. Bei Verletzungen der äußeren Hautschichten, wie sie bei Neurodermitis typisch sind, geschieht diese Abschuppung schneller und stärker. Dieser Prozess lässt die Haut rau und trocken erscheinen. Das äußere Bild und das entstehende Spannungsgefühl werden als besonders störend empfunden. In diesem Stadium der Neurodermitis wird der Bedarf nach regelmäßiger, dem Hauttyp und dem Alter des Patienten entsprechender Basispflege besonders deutlich. Die Haut braucht in der Regel Zufuhr von Feuchtigkeit, nicht zwangsläufig viel Fett.

Immunsystem und Allergie

Bei der Suche nach den auslösenden und die Krankheit aufrecht erhaltenden Faktoren spielt auch das Immunsystem eine wichtige Rolle. Das Abwehrsystem ist als lebenswichtiges Organ im ganzen Körper präsent. Abwehrzellen ganz unterschiedlicher Art werden an verschiedenen Stellen im Körper gebildet und nehmen ihre jeweiligen Aufgaben war.

Die Folge einer Sensibilisierung des Immunsystems, die der Mensch zunächst einmal nicht wahrnimmt, ist die Ausschüttung von Histamin aus den Mastzellen und daraus folgend die Ausbildung einer Entzündungsreaktion, die sich an Haut oder Schleimhäuten zeigen kann. Diese ist dann für den Patienten als allergisches Symptom an der Haut (Neurodermitis, Urtikaria) oder als Asthma, Schnupfen, Bindehautentzündung oder auch als Störungen im Verdauungsbereich wahrnehmbar.

Zuviel Hygiene kann schaden

Bei der Entstehung von Allergien spielt die vermehrte Bildung von Immunglobulinen der Klasse E (IgE) eine wichtige Rolle. Heute gehen Fachleute der Theorie nach, dass durch unsere hygienischen Lebensbedingungen bereits der Säugling vor Keimbelastungen so sehr geschützt ist, das sein arbeitswilliges Immunsystem keine wirklich bekämpfenswerten Gegner vorfindet. Das Immunsystem, das sich gut entwickelt hat und bereit ist, deutlich und heftig zu reagieren, ist deshalb unterbeschäftigt. So kommt es nach dieser „Hypothese des gelangweilten Immunsystems“ zu Fehlsteuerungen, Irritationen und Sensibilisierungen. Diese führen dazu, dass sich die Immunaktivität gegen an sich harmlose Fremdstoffe richtet und diese als Feinde, d.h. als Allergene einstuft.

Individuelle Allergene

Ein Stoff, der eine Allergie auslöst, wird Allergen genannt. Dabei kann jeder Eiweiß enthaltende Stoff zu einem individuellen Allergen werden. Jeder natürliche tierische und auch pflanzliche Organismus enthält aus Aminosäuren aufgebaute Eiweiße seiner spezifischen Art. So kann es keine generelle Eiweißallergie geben, jedoch eine Allergie auf das spezifische Eiweiß des Weizens, der Kartoffel, der Gräserpollen, der Tierhaare einer bestimmten Tierart oder der Kuhmilch. Gleichzeitig können etwa andere Tierhaare, andere Pollen oder auch die Milch von Schaf oder Ziege verträglich sein. Kommt es durch Irritationen des Immunsystems zur Ausprägung von Allergien, so gilt die Vermeidung des Allergens (= Allergenkarenz) als die sicherste Therapieform, um die folgenden Allergiesymptome zu verhindern. Das Meiden des Allergens trägt auch zur „Beruhigung“ und „Neuorientierung“ des Immunsystems bei. So können später nach ausreichend langer Karenz, ehemalige Allergene durchaus vertragen werden. Das ist die große Chance einer ursachenorientierten Therapie. In vielen Fällen kann auch eine anhaltende psychische Anspannung das Immunsystem aus dem Gleichgewicht bringen und damit die Ausprägung einer Allergie begünstigen. Auch das muss in einer ursachenorientierten Therapie beachtet werden.

Allergietests

Mit speziellen Haut- und Bluttests kann der erfahrene Arzt eine Sensibilisierung des Immunsystems nachweisen. Dabei misst er den Gesamt-IgE-Wert im Serum und kann gleichzeitig spezifische IgE-Werte auf verdächtige Eiweiße mittels des so genannten RAST-Testes im Blut überprüfen. Beim RAST (Radio-Allergo-Sorbent-Test) wird abgenommenes Blut mit dem Allergen versetzt. So kann gemessen werden, wie viele Antikörper das Immunsystem gebildet hat. Der Grad der Sensibilisierung, d.h. die Menge der gemessenen spezifischen Antikörper wird in RAST-Klassen (meist Klasse 0 bis Klasse 6) angegeben. Bei Allergietests an der Haut werden verdächtige Allergene auf die Haut aufgetropft und durch leichtes Einritzen der Haut mit einer feinen Lanzette in die Haut eingebracht. Das Entstehen einer Entzündungsquaddel innerhalb bestimmter vorgegebener Fristen und die Quaddelgröße lassen Rückschlüsse auf die Stärke der Sensibilisierung zu.

Pseudoallergien und Intoleranzen

Es gibt zahlreiche Reaktionen auf den Verzehr von Lebensmitteln, die keine Allergien sind, aber mit ähnlichen oder gleichen Beschwerden verbunden sind. Meist handelt es sich dann um eine Pseudoallergie. Solche Reaktionen gibt es beispielsweise auf Farbstoffe, Konservierungsstoffe, Zusatzstoffe und Medikamente, aber auch auf natürliche Stoffe. Da das Immunsystem keine Antikörper bildet, können die Auslöser mit den bekannten Messverfahren nicht ermittelt werden. Deshalb ist es für Betroffene besonders problematisch, wenn solche bisher unerklärlichen und nicht messbaren Reaktionen auch auf ganz natürliche Stoffe und Lebensmittel ablaufen. Der Patient ist ganz auf seine Selbstbeobachtung angewiesen.

Von den Pseudoallergien und Allergien zu unterscheiden sind die Intoleranzen. Manche Lebensmittel enthalten so genannte biogene Amine, die bei empfindlichen Menschen ebenfalls Reaktionen (z.B. Rötungen der Haut oder Quaddeln) auslösen können. Histamin ist das bekannteste biogene Amin. Fisch und Fischprodukte, Käse, Salami und Sauerkraut enthalten größere Mengen davon. Auch bei einer Intoleranz werden bestimmt Nahrungsmittel nicht vertragen. Die häufigsten Intoleranzen sind Laktose-Intoleranz (Milchzuckerunverträglichkeit) und Zöliakie (Unverträglichkeit des Getreideeiweißes Gluten).

Um es deutlich zu sagen: Nicht der Test mit seinem Ergebnis stellt einen Beweis für oder gegen das Bestehen einer allergischen Reaktion als Ursache der Symptome dar. Nur die individuelle Beobachtung mit dem wiederholbaren klinischen Befund bietet die notwendige Sicherheit. Jeder natürliche Stoff, ob Pollen, Tierhaar oder Nahrungsmittel, kann in dem einen Fall ein mit den heute bekannten Messverfahren ermittelbares Allergen sein oder auch ein mit diesen Methoden nicht erkennbares Pseudoallergen und die gleichen Beschwerdebilder hervorrufen.

Kreuzallergien

Eine Allergie oder allergieähnliche Unverträglichkeit ist möglich auf die Eiweißbestandteile natürlicher Produkte. Jedes Lebewesen und jeder Organismus (Pflanze, Tier und Mensch) hat eine ganz eigene Zusammensetzung seines Eiweißes. Die einzelnen Bestandteile der Eiweiße – die Aminosäuren – bilden lange Ketten. Bei Tieren oder Pflanzen unterschiedlicher Art gibt es immer kleinere oder größere Kettenabschnitte, die baugleich oder sehr ähnlich sind. Aufgrund solcher Baugleichheiten können Allergene zu Gruppen von Kreuzallergien zusammengefasst werden. Dies sei an einem konkreten Beispiel erläutert. Wenn der Patient allergisch auf Birkenpollen reagiert, so wird er mit erhöhter Wahrscheinlichkeit auch auf einen oder mehrere allergenverwandte Stoffe, wie beispielsweise rohe grüne Äpfel eine ähnliche allergische Symptomatik zeigen. Manchmal passiert dies nur in der Jahreszeit, in der auch die Birkenpollen fliegen und in anderen Jahreszeiten wird der Apfel wunderbar vertragen. In anderen Fällen erfolgt die allergische Reaktion auf das Kreuzallergen (Apfel) zu jeder Zeit. Das Kreuzallergen kann dann die gleiche Reaktion hervorrufen oder auch eine ganz andere. Birkenpollen führen beispielsweise zu Schnupfen, der Apfel ebenfalls. Möglich ist auch, dass Birkenpollen zu Schnupfen führen, der Apfel aber die Neurodermitis verstärkt. Helfen kann hier nur die Kontaktreduktion mit den Pollen (soweit das möglich ist) und das Vermeiden des Apfels.

Häufige Kreuzallergene

Birkenpollen	rohe Äpfel, Birnen, Steinobst, Möhren (besonders roh)
Frühe Baumpollen	Nüsse (besonders Haselnüsse)
Gräser- und Roggenpollen	Mehle aus Weizen, Roggen, Dinkel, Buchweizenmehl (evtl. Gerste, Hafer, Reis), Soja, Erdnüssee
Kräuterpollen	Kräuter, Gewürze
Hausstaubmilben	Hühnerei, Schweinefleisch
Vogelfedern	Geflügelfleisch, Hühnerei
Latex und Ficus beniamina (Zimmerpflanze)	Kartoffel, Banane, Mango, Avocado
Soja	Hülsenfrüchte, Erdnüsse, Cashewkerne, Getreidemehle

Jeder muss seine individuellen Beobachtungen machen, und prüfen, ob er nur in der natürlichen Zeit des Kontaktes mit einem inhalativen Allergen auf die Kreuzallergene in der Nahrung verzichten muss, oder ob er (leider) ganzjährig auf die Allergene und die Kreuzallergene Reaktionen zeigt. Dann sollte er beides besser meiden. Die pollenassoziierten Nahrungsmittelallergien gewinnen zunehmend an Bedeutung. Manchmal ist es sinnvoll, sich vor inhalativem Kontakt zu schützen (z.B. Latex, Ficus benjamina) und gleichzeitig die kreuzallergenen Nahrungsmittel zu meiden. Wenn das gelingt, wirkt sich die Karenz eher positiv aus. Die Kenntnisse über Allergenverwandtschaften nehmen ständig zu.

Ernährungs-Tipps

Einfluss der Nahrung

Welchen Einfluss die Ernährung auf die Neurodermitis hat, ist nicht vollständig geklärt. Das liegt sicher auch an der Problematik der verfügbaren Testverfahren. Hinsichtlich des Einflusses der Nahrung kommen wissenschaftliche Studien bei Kindern und Erwachsenen zu unterschiedlichen Ergebnissen. Nach aktuellen Untersuchungen haben bei jedem dritten Kind und bei jedem zehnten Erwachsenen Lebensmittel einen ungünstigen Einfluss auf das Ekzem.

Nicht alles ist exakt messbar

Bei Betroffenen, die in den Therapiezentren „Schwelmer Modell“ betreut werden, ist die Zahl derer, die auf Lebensmittel reagieren eher noch höher, denn es werden auch die nicht exakt messbaren, aber beobachteten pseudoallergischen Reaktionen einbezogen. Patienten und Eltern von betroffenen Kindern fühlen sich oft nicht ernst genommen, wenn nur die exakt messbaren Allergien anerkannt werden. Sie spüren, sehen und erleben Zusammenhänge, ihre Beobachtungen werden aber oft nur mit Kopfschütteln beantwortet. Noch schwieriger wird es, wenn auch Säuren und Säurebildner ins Spiel kommen. Dabei wissen alle Mütter, die ein Kind gestillt haben, dass schon eine Orange, die die Mutter gegessen hat, dazu beitragen kann, dass das Baby einen wunden Po bekommt. Auch hier handelt es sich um den Einfluss von Säure auf die besonders empfindliche Haut.

Stillen ist die beste Basis

Muttermilch ist die beste Nahrung für nahezu alle Säuglinge. Das gilt auch dann, wenn das noch gestillte Kind bereits erste Anzeichen einer Neurodermitis zeigt. Viele Mütter machen die Erfahrung, dass blähende Lebensmittel in der Ernährung der Mutter zu Bauchweh und Blähungen beim Säugling führen können. Es ist uns also längst vertraut, dass offenbar Anteile aus der mütterlichen Ernährung über die Muttermilch an das Kind weitergegeben werden. Eine stillende Mutter, die ihrem Baby zuliebe eine allergenarme Kost einhalten möchte oder muss, sollte sich unbedingt von einem qualifizierten Ernährungsberater beraten lassen. Zu groß ist die Gefahr einer ungenügenden Nährstoffversorgung für sie und für das Kind.

Wer berät Sie richtig?

Wenn Sie sich entscheiden, eine Allergenkarenz einzuhalten und deshalb auf bestimmte Nahrungsmittel verzichten wollen, sollten Sie eine kompetente, fachlich qualifizierte und auf das Thema spezialisierte Ernährungsberatung aufsuchen. Besonders wichtig ist das, wenn stillende oder schwangere Frauen, Säuglinge und Kleinkinder oder Menschen mit zusätzlichen ernährungsbedingten Erkrankungen einen solchen Weg einschlagen. Es gibt nur wenige Lebensmittel, die man ohne Risiko ersatzlos streichen kann (z.B. rohe Äpfel, Nüsse, Eier). Andere Lebensmittel hingegen müssen passend ersetzt werden (z.B. Kuhmilch, Getreide), um eine gute Versorgung mit den wichtigsten Nährstoffen zu sichern. Lassen Sie sich parallel dazu regelmäßig von Ihrem Arzt untersuchen, um einer Mangelernährung vorzubeugen.

Führen Sie keine Diäten im Alleingang durch!

Den eigenen Weg finden

Viele Patienten und Eltern erkrankter Kinder verzweifeln an den vielfältigen Ratschlägen von Fachleuten und Laien und ihren eigenen, immer wieder sehr unterschiedlichen Wahrnehmungen und Beobachtungen. Es ist schwer, seinen eigenen Weg zu finden, aber es ist unerlässlich. Woran es häufig fehlt, ist der konsequente Weg, für den man sich bewusst entscheidet und den man dann bis zu Ende unbeirrt geht. Nur systematisches Vorgehen hilft und lässt ausreichend Raum für die individuellen Belange. Leider gibt es keine pauschalen Empfehlungen. Das gilt für Allergien, Hautpflege und Ernährung. Jeder muss seinen eigenen Weg finden und dabei die ihm mögliche und notwendige Unterstützung suchen. Allgemeine Empfehlungen können eine Orientierung bieten, müssen aber immer individuell überprüft werden.

Tagebuch führen

Eine wichtige Hilfe stellt das Führen eines Symptom-, Ernährungs- und Ereignistagebuches dar. Erstellen Sie sich eine Übersicht – am besten auf einer Seite – die Ihnen Platz gibt, täglich die Veränderungen der Hautsymptome, eventuelle sonstige Symptome, die einzelnen verzehrten Lebensmittel, eingenommene Medikamente und besondere Ereignisse (z.B. Stressfaktoren, Duschen/Baden, Urlaub etc.) einzutragen. Eine solche Übersicht hilft, auch Tage und Wochen später noch, wiederkehrende Symptomverstärkungen zu hinterfragen und Parallelen zu erkennen. Ein solches Tagebuch ist natürlich mühsam und kann bei der Vielfalt unserer Nahrung mit all ihren versteckten Zutaten unübersichtlich werden. Vielleicht ist es deshalb sinnvoll, für eine solche Phase der persönlichen Diagnose, die Nahrung selbst herzustellen, auf Fertigprodukte zu verzichten und das Programm der verwendeten Lebensmittel für eine begrenzte Zeit auf eine überschaubare Anzahl (ca. 20 bis 25) zu beschränken. Auch diese geringe Beschränkung sollte in Absprache mit einem Ernährungsberater erfolgen! Nach etwa 4–6 Wochen Beobachtungszeit werden Sie wahrscheinlich einige unverträgliche Lebensmittel oder Substanzen identifiziert haben. Für eine solche Phase könnte eine allergen- und reizstoffarme Kost (s.u.) besonders empfehlenswert sein.

Allergen- und reizstoffarme Kost – eine Auswahl

Getreide	Hafer, Gerste, Reis, Mais, Hirse, Amaranth, Quinoa
Gemüse	Avocado, Blattsalat, Blumenkohl, Broccoli, Fenchel, grüne Bohnen, Grünkohl, Chinakohl, Chicoree, Kartoffeln, Kohlrabi, Kürbis, Lauch, Linsen, Mangold, Paprika gelb und rot, Pilze, Rosenkohl, Rote Bete, Rotkohl, Salatgurke, Spargel, Spinat, Weißkohl, Wirsing, Zucchini
Obst	süße Apfelsorten (vorzugsweise gegart), Banane, Birne, Heidelbeere, helle Weintrauben, Papaya, Kaki/Sharonfrucht, Mango, Wasser- und Honigmelonen, Brombeere, Himbeere, reife Aprikose Alle Obstsorten auch als Trockenfrüchte in geringer Menge!
Fleisch	Rind, Pute, Lamm, Kalb, Kaninchen, Huhn, Wild, Bio-Schwein
Fisch	Hochseefisch, Süßwasserfisch (beides nur, wenn bisher kein Verdacht auf Reaktion, evtl. vorher Rücksprache mit Arzt und/oder Ernährungsberatung)
Fette	Sauerrahmbutter, kaltgepresstes Pflanzenöl (Distel, Olive, Raps), ungehärtetes Kokosfett, Palmkernfett
Milchprodukte	von Ziege und/oder Schaf, pflanzliche „Milch“
Getränke	Mineralwasser, Blättertees (Pfefferminze, Zitronenmelisse, Brennnessel, Brombeerblätter), Roibos-Tee (ohne Aromen), selbst gemachte Säfte aus erlaubten Obstsorten
Sonstiges	Vollmeersalz, Hefe und Hefeflocken, Sauerteig, Bockshornklee, echte Vanille, Mandeln, evtl. Cashewkerne

Diese bietet jedoch keine Garantie für eine generelle Verträglichkeit! Ebenso kann es sein, dass Sie in dieser Zeit auf Lebensmittel verzichten, die Sie persönlich doch gut vertragen. Nach etwa 6 Wochen können Sie dann Ihr Lebensmittelrepertoire wieder nach und nach erweitern. Dabei werden Sie die Verträglichkeit oder auch die Unverträglichkeit beobachten, wenn Sie nicht zu schnell vorgehen.

Es gibt keine Neurodermitis-Diät

Angesichts der Vielzahl der in unserer üblichen Ernährung vorkommenden Zutaten und Zusatzstoffe ist es für Betroffene schwer, nicht bei dem Gefühl „Ich vertrage an meinem Essen etwas nicht" stehen zu bleiben, sondern konkrete Hin-

Bei Neurodermitis häufig unverträglich

- Lebensmittel mit hohem Allergenpotenzial
  Kuhmilch und kuhmilchhaltige Produkte, Hühnerei und hühnereihaltige Produkte, Nüsse, Kräuter, Gewürze, Weizen und andere typische Brotgetreide, Soja, Erdnuss, Fisch
- Säuren und Säurebildner
  fruchtsäurereiches Obst (Zitrusfrüchte, Kiwi, Stachelbeeren, Rhabarber, Johannisbeeren), Fruchtsäfte, Essig, Fertigprodukte mit Säuren (auch als Konservierungsmittel), Süßungsmittel und Zucker (die zu Säuren verstoffwechselt werden – Unverträglichkeit ist von der Menge abhängig), tierisches Eiweiß in großer Menge (wird ebenfalls zu Säuren verstoffwechselt)
- Histaminreiche Lebensmittel
  vergorene Nahrungsmittel (z.B. Sauerkraut), Tomaten, geräucherter Fisch (z.B. Makrele), Fischkonserven (z.B. Tunfisch), reifer Käse
- Entzündungsverstärker
  Alkohol, Kaffee, schwarzer Tee, Nikotin

weise zu erhalten. Jeder muss sich seine eigene verträgliche und im Sinne der Nährstoffversorgung sichere Ernährung erarbeiten. Eine erste Orientierung kann eine Übersicht häufig krankheitsverstärkender Nahrungsfaktoren liefern. Dabei sind Allergene und Pseudoallergene ebenso wichtig wie allergieverstärkende Substanzen und ekzemfördernde Bestandteile.

Allergenarm und nährstoffreich

Wer sich an einer solchen Übersicht der allergen- und reizstoffarmen Kost und der Liste der häufig unverträglichen Lebensmittel bei Neurodermitis (oder auch anderen Allergien) orientieren will, sollte unbedingt beachten, dass eine über diese Empfehlungen hinausgehende Einschränkung auf keinen Fall ohne fachliche Begleitung durch einen erfahrenen Ernährungsberater stattfinden sollte. Eine zu starke Einschränkung der Lebensmittelauswahl kann, vor allem wenn sie über einen längeren Zeitraum durchgeführt wird, zu neuen Sensibilisierungen und sogar zur Mangelernährung führen. Besonders risikoreich wäre ein solches Vorgehen natürlich bei (kleinen) Kindern oder Schwangeren bzw. Stillenden. Wer sich bisher ausgewogen ernährt hat und sich zu einer solchen Ernährungsumstellung entschließt, sollte eine umfassende Auswahl aus allen Lebensmittelgruppen und damit auch die erforderliche Abwechslung bei der Nahrungszubereitung beachten. Wird dann nach der begrenzten Zeit der Einschränkung mit der schrittweisen Erweiterung der Nahrungsmittelauswahl begonnen, besteht kein Risiko der Unterversorgung. Denken Sie daran, auch reichlich zu trinken – mindestens 1,5 l täglich. Verwenden Sie ein kalziumreiches und natriumarmes Mineralwasser.

Vermeidung von Fertigprodukten

Wir sind es gewohnt, auf fertig zubereitete oder gebackene Produkte bei unseren Einkäufen zurückzugreifen. Das beginnt bei Brot und Brötchen und geht bis zur fertigen Pizza, die uns ins Haus gebracht wird. Wenn die Zeit knapp ist, schätzen wir diese Annehmlichkeiten sehr. Leider erfahren wir nicht immer ganz genau, welche Zutaten enthalten sind, bzw. sie verstecken sich manchmal hinter uns unbekannten Begriffen. Auch wenn die Erleichterung, die diese Produkte im Alltag bringen, groß sein kann, wer an einer Nahrungsmittelallergie oder Pseudoallergie leidet, sollte möglichst darauf verzichten. Zumindest in der ersten Etappe der Selbstbeobachtung, d.h. also vier bis sechs Wochen lang, ist es empfehlenswert, das Essen weit gehend selbst zuzubereiten. Das bedeutet möglicherweise eine große Umstellung. Geschmacklich jedoch ist es meist ein großer Gewinn.

Getreide, Mehl und Gebäck

Fertige Brote, Brötchen, herzhafte und süße Backwaren bestehen immer aus einer Vielzahl von Zutaten. Das Lebensmittelgesetz erlaubt z.B. die Verwendung von Restgebäck bei der Herstellung von frischen Backwaren. Nur noch ganz wenige Bäckereien kommen ohne Fertigbackmischungen aus, selbst wenn sie die Brote und Brötchen dann noch selbst fertig backen. Häufig werden die vorgebackenen, gefrorenen Teiglinge in der Backstube oder auch im Backofen im Laden zu Ende gebacken. Das duftet verführerisch lecker und lässt uns beste Qualität vermuten. Leider können Sie nur durch den sehr kritischen Blick auf die Zutatenliste (bei verpackter Ware) und durch die schriftliche Zutatenauflistung (bei loser Ware) einigermaßen sicher sein, dass Sie auch das zu essen bekommen, was Sie denken und essen möchten. So können sich in Broten und Brötchen nicht nur verschiedene Getreidemehle verbergen, sondern auch Stabilisatoren und Emulgatoren, die dafür sorgen, dass Brot und Brötchen gut aufgehen, eine schöne Kruste und eine feine Porung haben. Bei Vollkornbrot ist gelegentlich eine Braunfärbung zu sehen, die nicht natürlich ist, sondern durch Zuckercouleur oder Farbstoffe erreicht wird. Empfindliche Menschen spüren das auch daran, dass Sie diese Backwaren nicht so gut vertragen und beispielsweise Sodbrennen bekommen. Ein Roggenbrot kann neben Honig, Zucker, Hefe und Sauerteig durchaus auch Weizen enthalten. Auch ein so genanntes Dinkelbrötchen bietet keine Gewähr dafür, dass es nicht einen gewissen Anteil Weizen enthält.

Getreideeiweiß Gluten

Gerade die gängigsten Getreidesorten lösen am häufigsten eine Allergie aus. Weizen und Roggen stehen da an der Spitze. Roggenmehl hat die höchste Verwandtschaft mit den Gräser- und Roggenpollen. Beide Mehle enthalten einen Eiweißanteil, den man Gluten nennt. Das Gluten im Mehl sorgt dafür, dass der Teig beim Backen gut zusammenhält und wird daher auch als Klebereiweiß bezeichnet. Besonders glutenhaltig ist der Weizen, der hochgradig (allergen-)verwandt ist mit Dinkel und Kamut. Beide sind Urformen des heutigen Weizens. Grünkern gehört ebenfalls in diese Reihe, denn er ist nichts anderes als Dinkel, der allerdings unreif geerntet und anschließend gedarrt wurde. Auch Gerste und Hafer enthalten Gluten, jedoch in geringerer Menge. Da die einzelnen Glutene leicht unterschiedlich gebaut sind, müssen sich Weizenallergiker vor dem Verzehr von Kamut, Dinkel und Grünkern zwar vorsehen, Versuche mit Gerste, Hafer und vielleicht auch Roggen (wenn nicht eine Gräserpollenallergie vorliegt) können aber durchaus gut ausgehen.

Glutenfreies Getreide

Zu den glutenfreien Getreiden und getreideähnlichen Körnern gehören Amaranth, Buchweizen, Hirse, Getreide-Mais, Reis und Quinoa. Durch das Fehlen von Gluten sind diese den Brotgetreiden Weizen und Roggen in ihrer Backeigenschaft allerdings deutlich unterlegen. Es lassen sich daraus jedoch gut Waffeln backen, die auch wie Brotscheiben belegt werden können, sofern sie nicht gesüßt sind.

Soja

Sojaallergien nehmen sehr stark zu. Emulgatoren (z.B. Lecithin), Stabilisatoren und Bindemittel auf Sojabasis sind in vielen Fertigprodukten enthalten. Soja wird eingesetzt bei der Herstellung von Saucen, Süßigkeiten, Schokolade, Pudding, Backwaren,. Sprühsahne und Fertigdesserts. Auch verpacktes „Vollkornbrot" kann Sojaschrot enthalten. Manchmal soll damit die Verwendung des vollen Getreidekorns vorgetäuscht werden. Soja ist auch häufig Bestandteil von Kinderfertignahrung, Säuglingsmilch und Babybreien. Hier wird Soja oft als Kuhmilchersatz angeboten.

Milch und Milchprodukte

Bei Milch sind zwei Eiweißgruppen besonders zu unterscheiden: Kaseine und Molkenproteine. Kaseine kommen in jeder Milch vor, egal von welchem Tier sie stammt und der Aufbau der Kaseine ist immer nahezu identisch. Auch die Kaseine in der Muttermilch sind denen in Kuh- oder Schafsmilch sehr ähnlich. Die Molkenproteine hingegen sind artspezifisch. Deshalb ist es wichtig zu wissen, welche Eiweißgruppe unverträglich ist. Wird das Kasein nicht vertragen, dann ist es ziemlich aussichtslos, dass bei einer Kuhmilchallergie Ziegen- oder Schafsmilch vertragen werden. Bei Reaktionen auf die Molkenproteine der Kuhmilch hingegen, können Ziegen- und Schafsmilch prächtig vertragen werden. Hier lohnt auf jeden Fall ein Versuch. Da auch alle Milchprodukte Milcheiweiß enthalten, sollten Milchallergiker und Menschen mit einer Milchunverträglichkeit Milchprodukte ebenso meiden. Die einzelnen Milchprodukte enthalten jedoch ganz unterschiedliche Mengen an Molkenproteienen und Kaseinen. Am meisten Kasein findet sich in Käse, den höchsten Molkenproteingehalt weist Molke auf. Butter enthält insgesamt sehr wenig Eiweiß, nur etwa ein halbes Prozent. Eine ungefärbte Sauerrahmbutter ist für viele Neurodermitiker möglicherweise das einzige Milchprodukt, das sie unbesorgt genießen können. Durch die Säuerung wird das Kuhmilcheiweiß in seiner Struktur verändert und wird manchmal vertragen. Auch andere gesäuerte Milchprodukte wie Jogurt, Crème fraîche oder Sauerrahm können vorsichtig probiert werden.

Milcheiweiß in Fertigprodukten

Kuhmilcheiweiß versteckt sich in Fertiglebensmitteln hinter Begriffen wie Milcheiweiß, Jogurtpulver, Sauermolke, Molkenpulver oder ähnlichen Formulierungen. Milchzucker (Laktose) kann durch nicht vollständig gelungene Isolation noch Spuren von Milcheiweiß enthalten. Nicht zu verwechseln ist die Milchallergie oder die allergieähnliche Unverträglichkeit von Kuhmilch mit der Laktose-Intoleranz, die auf einem Enzymmangel beruht. Wenn auf jegliche Form tierischer Milch verzichtet werden muss, so stellt sich stets die Frage nach der Kalziumversorgung. Dies gilt natürlich besonders für Kinder. In einem solchen Fall sollten Sie sich unbedingt qualifiziert beraten lassen. Mandelmilch, Kokosmilch oder Getreidemilchen (Reis-, Hafermilch/-drink) können geschmacklich einen guten Ersatz darstellen, den Kalziumbedarf können sie jedoch nicht ausreichend decken.

Kalziumreiche Lebensmittel bevorzugen

Stillen Sie Ihren Durst mit kalziumreichen Mineralwässern, die mindestens 200 Milligramm Kalzium pro Liter enthalten. Auch zahlreiche Gemüsesorten wie Brokkoli, Grünkohl, Fenchel oder Spinat sind kalziumreich. Mandeln, Sesam und Tofu können ebenfalls zur Kalziumversorgung beitragen. Viele Sojadrinks sind inzwischen mit Kalzium angereichert und so eine gute Alternative, wenn nicht gleichzeitig eine Sojaunverträglichkeit vorliegt.

Hühnerei

Das Eiweiß (auch das Eigelb enthält Eiweiß!) des Hühnereis zählt ebenfalls zu den Hauptallergenen für Neurodermitis-Patienten. Es kommt oft versteckt in Gebäck und Süßwaren, aber auch in Fleisch- und Fischprodukten (Panaden), Puffern und Pfannkuchen vor. Es wird als Pulver auch Fertigmischungen (z.B. als Lecithin, Volleipulver) zugefügt. Hühnerei löst oft sehr heftige Reaktionen aus. Manche Betroffene zeigen schon heftige Reaktionen, wenn in der Küche ein Ei gebraten oder aufgeschlagen wird. Allergene aus dem Ei gehen in die Raumluft über und werden dann über die Atmung aufgenommen.

Eiersatz

In seiner Bindefähigkeit ist das Ei ersetzbar durch einen Esslöffel Soja- oder Buchweizenmehl und zwei Esslöffel Wasser pro Ei. In Reformhäusern und Naturkostläden können Sie auch fertigen Eiersatz zu Backzwecken kaufen. (Zutatenverzeichnis beachten!)

Nüsse und Samen

Bei dieser Lebensmittelgruppe sollten Allergiker und Neurodermitis-Patienten ebenfalls besonders vorsichtig sein, ganz gleich ob es sich um Hasel-, Wal- oder Paranüsse handelt.

Auch Erdnüsse haben ein hohes allergenes Potenzial. Diese sind botanisch gesehen allerdings keine Nüsse, sondern Hülsenfrüchte und damit mit Sojabohnen verwandt. Mandeln sind keine Nüsse und werden auch von Nussallergikern meist bestens vertragen. Nüsse sind oft versteckt in Backwaren, Süßwaren und Schokoladen.

Sonnenblumenkerne haben eine hohe Allergenverwandtschaft mit den Gräserpollen und lösen deshalb bei Gräserpollenallergikern häufig Beschwerden aus. Sonnenblumenkerne verstecken sich gerne in Backwaren. Vorsicht ist auch bei Ölen angesagt. Denn manchmal reicht der geringe Restgehalt an Eiweiß aus den Samen beim kalt gepressten Öl (z.B. Sonnenblumenöl) aus, um noch Reaktionen hervor zu rufen. Auch Sesam kann Allergien – und oft auch sehr heftige – auslösen. Kürbiskerne und Leinsamen dagegen machen eher selten Allergie- und Pseudoallergieprobleme.

Fisch

Menschen, die auf Fisch allergisch sind oder mit Unverträglichkeit reagieren, tun dies häufig mit sehr heftigen Symptomen. So wie Fleisch nicht gleich Fleisch ist, muss auch zwischen einzelnen Fischsorten unterschieden werden. Man kann also beispielsweise auf Lachs mit Symptomen reagieren und Scholle, Forelle oder Kabeljau vertragen oder umgekehrt. Geräucherter Fisch wie Makrele enthält viel Histamin und löst deshalb gern Symptome aus bzw. wirkt symptomverstärkend. Wer Fisch ausprobieren möchte, sollte vorsichtshalber zunächst nur sehr kleine Mengen verzehren. Größere Portionen können folgen, wenn die Verträglichkeit sicher ist. Seefisch enthält reichlich Jod, gut bekömmliches Eiweiß sowie sehr hochwertige Fette und ist deshalb ein empfehlenswertes Nahrungsmittel.

Kräuter, Sellerie und Gewürze

Wegen ihrer Kreuzallergien zu Kräuterpollen und ihres Gehaltes an ätherischen Ölen werden Kräuter leider nicht immer vertragen. Am ehesten verträglich sind glatte Petersilie und Schnittlauch. Sellerie hingegen gilt als besonders allergen, wird aber häufig in Kombination mit Kräutern und Gewürzen in der Lebensmittelproduktion eingesetzt. Es ist deshalb ratsam, nur Einzelgewürze und -kräuter zu verwenden und so die Verträglichkeit zu überprüfen. Werden diese vertragen, sind natürlich auch Kombinationen möglich.

Vorsicht bei Fleisch- und Gemüsebrühe

Fast alle Gemüse- und Fleischbrühen, Gewürzmischungen und Würzpasten enthalten Sellerie und mitunter eine Vielzahl an Kräutern und Gewürzen. Es spielt dabei keine Rolle, ob diese rein pflanzlich sind oder nicht. Neurodermitiker sollten auf diese Produkte besser verzichten.

Schimmelpilze in der Nahrung?

Die Nahrungsmittelherstellung ist in vielen Fällen ein hochtechnologischer Prozess. Schimmelpilzenzyme spielen dabei eine besondere Rolle und hinterlassen im fertigen Nahrungsmittel Spuren, die für Allergiker und Neurodermitiker nicht unbedeutend sind. Ob es um fertig gekaufte Säfte geht, um bereits geschälte Kartoffeln, um Kartoffelbrei aus der Packung oder um Backwaren, immer muss mit dem Einsatz von Schimmelpilzen gerechnet werden. Im einen Fall lassen sie den Saft „naturtrüb“ aussehen, im anderen Fall klären sie ihn und lassen ihn gefiltert erscheinen. Schimmelpilze sind in ihrer Vielseitigkeit und Einsatzbereitschaft unübertroffen. Da sie nicht nur offensichtlich vorkommen, wie etwa beim Schimmelpilzkäse, sondern in den meisten Fällen versteckt, sollten Patienten mit einer Schimmelpilzallergie ihre Nahrung aus den gewünschten Einzelbausteinen selbst produzieren. Wichtig zu wissen: Zwischen Schimmelpilzen und Hefepilzen in der Nahrung gibt es eine deutliche Kreuzallergie. So bemerken manche Betroffene ihre Empfindlichkeit gegenüber Schimmelpilzen nur dadurch, dass sie ihre Hefepilzallergie erkennen. Hefe kommt häufig in unseren Nahrungsmitteln vor, sie wird bei der Herstellung von Gebäck (Brot, Brötchen, Kuchen), bei Gewürzen (Gemüsebrühen, Hefeflocken) sowie bei der Wein- und Bierherstellung verwendet.

Bedeutung von Säuren in der Nahrung

Säuren in Lebensmitteln sind ein wenig erforschtes und gleichzeitig auch umstrittenes Gebiet der Ernährungswissenschaft und Medizin. Eine Ernährungsweise, die reich an (tierischem) Eiweiß ist, führt unter bestimmten Bedingungen leicht zu einem Überschuss an Säuren im Körper.

Um Säuren zu binden und auszuscheiden, braucht es Mineralstoffe wie Kalzium, die dann für die eigentlichen Versorgungszwecke nicht mehr zur Verfügung stehen. Obwohl unklar ist, wie sich eine latente Übersäuerung genau auswirkt, gehen einige Wissenschaftler davon aus, dass das Zuviel an Säuren für die Gesundheit generell problematisch sein kann. Das gilt für die direkt mit der Nahrung zugeführten Säuren (Fruchtsäuren, Säuren in Konservierungsmitteln) und die aus der Nahrung entstehenden Säuren (hervorgerufen durch Säurebildner wie Eiweiße und verschiedene Formen von Zucker). Der Zucker aus Gemüse und Früchten sowie pflanzliche Eiweiße liefern gleichzeitig Basen und Basenbildner mit, die den Abbau der Säuren fördern. Eine eher pflanzliche Kost ohne oder mit nur wenig isolierten Kohlenhydraten (Weißmehle und Zucker) unterstützt den Stoffwechsel und kann einer Übersäuerung entgegenwirken.

Säuren können Entzündungen fördern

Da Säuren Entzündungsreaktionen an der Haut eher fördern ist bei Neurodermitis mit Hautverschlechterungen zu rechnen, wenn viel säurereiche und säurebildende Nahrungsmittel verzehrt werden. Durch eine eher basenreiche Ernährung mit hohem pflanzlichen Anteil (Blattsalate, Gemüse und Obst) und einen kontrollierten Umgang mit isolierten Zuckern und Weißmehlen wird in vielen Fällen eine Minderung der Hautsymptome unterstützt. Auch über die Darmflora und die Darmschleimhaut können Nahrungssäuren möglicherweise einen ungünstigen Einfluss ausüben. Säuren aus der Nahrung können in der Darmflora ein Ungleichgewicht verursachen. Mit dieser Entwicklung der Darmflora kann auch eine entzündliche Veränderung der Darmschleimhaut einher gehen.

Auch wenn das Thema Säuren umstritten und wissenschaftlich nicht hinlänglich geklärt ist, zahlreiche Beobachtungen von Betroffenen zeigen Symptomverbesserungen bei Verzicht oder Einschränkung von Nahrungssäuren. Beim Thema Zucker und Süßigkeiten gilt Ähnliches. Zucker selbst ist selbstverständlich kein Allergen, er enthält ja keinerlei Eiweiße. Vor allem Eltern von betroffenen Kindern stellen jedoch fest, dass bei einer deutlichen Einschränkung des Zucker- oder Süßigkeitenkonsums merkliche Verbesserungen bei den Neurodermitis-Symptomen festzustellen sind. Dies kann an einer dadurch verringerten Zufuhr von Säurebildnern und einer vermehrten Zufuhr an basenbildenen Lebensmitteln liegen.

Richtig einkaufen

Worauf müssen Sie achten?

Wer zu frischen unverarbeiteten Produkten greift, kann die Lebensmittel auswählen, die gut vertragen werden und potenzielle Allergene meiden. Doch wer hat schon Zeit und Lust, immer alles selbst zu machen. Lebensmittelhandwerk und -industrie bieten inzwischen fast alles fix und fertig an. Fertigprodukte sind jedoch für Allergiker nur in seltenen Fällen geeignet.

Ein Blick aufs Etikett

Die meisten Lebensmittel sind heute verpackt. Glücklicherweise muss keiner die Katze im Sack kaufen. Der Gesetzgeber schreibt genau vor, was auf dem Etikett stehen muss. Die wichtigsten Angaben sind: Name und Anschrift des Herstellers, die genaue Bezeichnung des Produkts, das Mindesthaltbarkeitsdatum, die enthaltene Menge und für Allergiker das Wichtigste: ein Verzeichnis der Zutaten. Auch Zusatzstoffe, wie Farb- oder Konservierungsstoffe müssen angegeben werden. Enthält das Etikett weitere Angaben, dann sind diese entweder gesetzlich vorgeschrieben, wie zum Beispiel der Alkoholgehalt bei alkoholischen Getränken, oder eine freiwillige Information des Herstellers. Zu den freiwilligen Angaben zählen die Nährwerte.

Die Zutatenliste

Auf der Zutatenliste gibt die Reihenfolge der genannten Bestandteile Auskunft über die Mengenverhältnisse. Der Hauptbestandteil steht ganz oben auf der Liste und je weniger von einer Zutat enthalten ist, desto weiter hinten steht sie. Aber Vorsicht: Manchmal versteckt sich eine Zutat hinter verschiedenen Begriffen. So sind Glukose, Zuckersirup oder

Invertzuckersirup im Grunde nichts anderes als Zucker. Durch eine solche Aufspaltung steht Zucker nicht an erster Stelle, obwohl das Nahrungsmittel zum großen Teil aus Zucker besteht.

Neue Regelung ab 2005

Eine neue EU-Richtlinie schreibt vor, dass ab dem Jahr 2005 die zwölf häufigsten Auslöser von Lebensmittelallergien und -unverträglichkeiten ohne Ausnahme in der Zutatenliste der Lebensmittel zu nennen sind, wenn sie während der Herstellung wissentlich verwendet wurden. Den Herstellern wurde eine Übergangsfrist bis November 2005 eingeräumt. Diese erlaubt ihnen, Lebensmittel, die die genannten Allergene enthalten, ohne entsprechenden Hinweis noch bis November 2005 zu verkaufen.

Allergieauslösende Zutaten im Sinne der EU-Richtlinie

Glutenhaltiges Getreide, Krebstiere, Eier, Fisch, Erdnüsse, Soja, Milch (einschließlich Laktose), Schalenfrüchte (Mandeln, Haselnüsse, Walnüsse, Pistazien usw.), Sellerie, Senf, Sesam, Schwefeldioxid und Sulfite (bei einer Konzentration über 10 mg/kg). Angegeben werden müssen die Zutat und daraus hergestellte Produkte.

Leider gilt diese EU-Richtlinie derzeit nur für verpackte Ware. Unverpacktes Brot beim Bäcker oder frisch aufgeschnittene Wurst beim Metzger muss auch nach der neuen Regelung nicht entsprechend gekennzeichnet werden. Auch in Restaurants, Kantinen oder Imbissständen müssen die allergieauslösenden Substanzen nicht besonders genannt werden. Betroffene sollten trotzdem immer nachfragen, denn oft liegt eine Zutatenliste vor oder man kann sie auf Nachfrage erhalten.

Mit der neuen Regelung wird auch die so genannte „25-Prozent-Regel“ abgeschafft. Nach dieser Regel ist es bisher möglich, bei zusammengesetzten Zutaten (z.B. Fruchtzubereitung für Jogurt oder Fleischklößchen für eine Suppe), die Einzelbestandteile nicht zu nennen, solange diese zusammengesetzte Zutat weniger als 25 Prozent des gesamten Produkts ausmacht. Spätestens ab November 2005 muss nun jeder Bestandteil der Fruchtzubereitung genannt werden, auch wenn diese weniger als ein Viertel des Jogurts ausmacht. Leider gibt es Ausnahmen. Für Gewürz- oder Kräutermischungen sowie für Schokolade und Konfitüre tritt eine 2-Prozent-Regel in Kraft. Danach muss ein bestimmtes Gewürz in einer Mischung erst genannt werden, wenn die enthaltene Menge zwei Prozent überschreitet. Die potenziellen Allergene, die grundsätzlich genannt werden müssen (vgl. Kasten) müssen aber immer auf der Liste stehen, z.B. so: Gartenkräutermischung (enthält Sellerie).

Wo einkaufen?

Egal wo Sie einkaufen, entscheidend ist die richtige Lebensmittelauswahl. Discounter, Supermarkt, Reformhaus oder Naturkostgeschäft, überall können Sie geeignete Produkte finden. Glutenfreie oder zuckerfreie Produkte finden Sie jedoch leichter im Reformhaus, Naturkosthandel oder beim Spezialversand. Vor allem für glutenfreie Produkte gibt es mehrere Versandunternehmen (Adressen im Anhang).

Bioprodukte ausprobieren

Wer nur auf wenige Stoffe allergisch reagiert und auf Fertigprodukte nicht ganz verzichten möchte, kann es mit Bioprodukten versuchen. Die Hersteller von Bioprodukten kommen in der Regel mit deutlich weniger Zutaten aus als konventionelle Unternehmen. Auch Farb-, Konservierungs- oder andere Zusatzstoffe kommen nur in sehr geringem Umfang zum Einsatz. Außerdem sind die einzelnen Bestandteile auf der Packung vollständig deklariert.

Einkaufs-Tabellen

So lesen Sie die Tabellen

In den nachfolgenden Tabellen ist eine Vielzahl von Lebensmitteln, sortiert nach Lebensmittelgruppen aufgeführt. Der Lebensmittelhandel bietet so viele Produkte an, dass die genannten nur eine kleine (subjektive) Auswahl darstellen können. Bevorzugt gewählt wurden solche Produkte, die nur aus wenigen Einzelzutaten bestehen oder als Ersatz für manche in unserer typischen Ernährungsweise enthaltenen Produkte gelten können (z.B. glutenfreies Gebäck).

Wird bei einem Nahrungsmittel ein Hersteller genannt, dann stammen die Informationen über die Zutaten vom Hersteller und gelten ausschließlich für das genannte Produkt. Stand der Daten ist der Erscheinungstermin des Buches. Alle Lebensmittelhersteller, deren Produkte aufgelistet sind, weisen darauf hin, dass Spuren der genannten Allergene nicht auszuschließen sind, auch wenn ein Produkt als frei davon bezeichnet wird. Dies kann vorkommen, da auf einer Produktionsanlage unterschiedliche Lebensmittel hergestellt werden. Beispielsweise wird an einem Tag Milchschokolade produziert und am anderen Tag milchfreie Bitterschokolade. Auch durch Lagerung und Transport der Rohstoffe könnten Spuren einzelner Allergene in die Lebensmittel gelangen. Die genannten Unternehmen können deshalb keine Haftung übernehmen. Lebensmittel ohne Herstellerangabe wurden dem Bundeslebensmittelschlüssel (BLS) entnommen.

Achtung Rezepturänderungen

Die meisten Lebensmittelhersteller ändern von Zeit zu Zeit die Rezepturen ihrer Produkte. Bitte überprüfen Sie deshalb immer wieder die Zutatenliste auf der Verpackung.

Die Beurteilung

Jede Allergie ist einzigartig und jeder Betroffene hat seine ganz persönlichen Allergene. Eine Bewertung von Lebensmitteln, die für alle Neurodermitiker gelten kann, ist deshalb nicht möglich. Die Bewertung ist nicht als Beurteilung des Produktes zu sehen, beispielsweise hinsichtlich der Nährwerte, der Qualität oder des Geschmacks. Die Bewertung bezieht sich ausschließlich auf die Menge der Zutaten sowie deren Eignung für Allergiker bzw. Neurodermitiker. Um Ihnen den Einkauf zu erleichtern, sind wir wie folgt vorgegangen:

- 3 Sterne (★★★) stehen für Lebensmittel, die aus höchstens drei Zutaten bestehen, die dazu kaum allergenes Potenzial besitzen. Auch ist keines der in der Tabelle genannten Allergene enthalten. Das Lebensmittel enthält außerdem keine Farb-, Aroma- oder anderen Zusatzstoffe, keinen Zucker, Honig oder ein anderes Süßungsmittel.
- 2 Sterne (★★) kennzeichnen Lebensmittel mit wenigen Zutaten (höchstens sieben). Von den in der Tabelle genannten Allergenen ist höchstens eines enthalten. Das Lebensmittel enthält außerdem keine Farb-, Aroma- oder anderen Zusatzstoffe.
- 1 Stern (★) steht für Lebensmittel mit einer noch übersichtlichen Zutatenliste. Höchstens zwei der in der Tabelle genannten Allergene sind enthalten. Das Lebensmittel enthält außerdem keine Farb-, Aroma- oder anderen Zusatzstoffe.
- Einen Blitz (ϟ) schließlich haben die Lebensmittel erhalten, die für Neurodermitiker oder Allergiker nicht empfehlenswert sind. Entweder ist die Zutatenliste zu umfangreich, es sind mehrere Stoffe enthalten, die häufig Allergien auslösen, bzw. das Lebensmittel enthält Farb-, Aroma- oder andere Zusatzstoffe.

Zeichenerklärung und Symbole

Lebensmittel ohne besondere Kennzeichnung sind im Lebensmitteleinzelhandel (Supermarkt, Discounter) erhältlich.

(H) Produkte sind über einen Heimservice erhältlich
(N) Produkte sind im Naturkosthandel erhältlich
(R) Produkte sind im Reformhaus erhältlich
(V) Produkte sind im (Internet-)Versand erhältlich

? es liegt keine sichere Information vor, ob das Allergen enthalten ist oder nicht

 Das genannte Lebensmittel enthält Gluten.

 Das genannte Lebensmittel enthält Hühnerei.

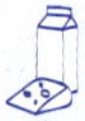 Das genannte Lebensmittel enthält Kuhmilch.

 Das genannte Lebensmittel enthält Soja.

 Das genannte Lebensmittel enthält Nüsse und/oder Mandeln.

Entsprechend dem üblichen Sprachgebrauch werden in den Tabellen Cashewnüsse, Erdnüsse, Haselnüsse, Kokosnüsse, Macadamianüsse, Mandeln, Paranüsse und Walnüsse zu den Nüssen gezählt, wenn auch die Botaniker Cashewnüsse, Erdnüsse und Mandeln nicht in die Familie der Nüsse einreihen.

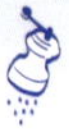 Das genannte Lebensmittel enthält Kräuter, Gewürze und/oder Sellerie.

Knoblauch wurde nicht zu den Gewürzen gezählt, obwohl er durchaus als Gewürz verwendet wird und manchmal heftige allergische Reaktionen auslöst.

Getreide und was daraus gemacht wird

Getreide und die daraus hergestellten Produkte können für Neurodermitis-Patienten problematisch sein. Die bei uns am häufigsten verwendeten Getreidesorten Weizen, Dinkel und Roggen bergen ein hohes allergenes Potenzial. Schuld daran ist das Getreideeiweiß Gluten. Die Tabellen enthalten deshalb zahlreiche glutenfreie Getreideprodukte. Stärke – egal von welcher Getreidesorte – enthält kein Eiweiß mehr und kann deshalb auch keine Allergien auslösen. Viele Backwaren und Müslis bestehen aus Getreidemischungen. Übliche Nudeln werden aus (Hart-)Weizen hergestellt, es sind jedoch auch zahlreiche glutenfreie Nudeln erhältlich.

Getreide und Mehl

Bewertung	Lebensmittel						
★	4-Korn-Vollkorn-Brösel, Werz (N, R, V)						
★★★	Amaranth, Amaranthmehl						
★★★	Buchweizen, Buchweizenflocken						
★★★	Buchweizenmehl						
★★	Bulgur	×					
★★	Couscous	×					
★★	Gerste, Gerstengraupen	×					
★★	Grünkern	×					
★★	Hafer, Haferflocken	×					
★★	Haferkleie	×					
★★★	Hirse, Hirseflocken, Hirsemehl						
★★★	Mais, Maisgrieß (Polenta)						
★★★	Maismehl, Maisstärke						
★★★	Quinoa, Quinoamehl						
★★★	Reis, Reisflocken						
★★★	Reiskleie, Werz (N, R, V)						
★★★	Reismehl, Reisstärke						
★★	Roggen, Roggenmehl	×					
★★	Weizen, Weizengrieß, Weizenmehl	×					
★★	Weizenkeime, Weizenkleie	×					

Brot und Brötchen

Bewertung	Lebensmittel						
★★	4-Korn-Baguette, Werz (N, R, V)						
★★	4-Korn-Brot, Werz (N, R, V)						
★	Amaranth-Knäcke, Allos (N)	×					×
★	Baguette, 3Pauly (R)						
★	Baguette, Hammermühle (R,V)						
★★	Bio Dinkelbrot, Schnitzer (N, R, V)	×					
★★	Bio Dinkel-Toast, Schnitzer (N, R, V)	×					
★	Bio Hirsebrot, Schnitzer (N, R, V)						
★★	Bio Landbrot glutenfrei, Schnitzer (N, R, V)						
★★	Bio Reisbrot, Schnitzer (N, R, V)						
★	Bio-Hirsebrot, Hammermühle (R,V)						
★	Bio-Lupinenbrot, Hammermühle (R,V)						
★	Bio-Sesambrot, Hammermühle (R,V)				×		
★★	Buchweizen-Vollwert-Kraftbrot, Werz (N, R, V)						
ϟ	Butter Toast, Golden Toast	×		×	×		
ϟ	Ciabatta Brötchen, Golden Toast	×			?		
ϟ	Croissants, Golden Toast	×	×	×	?		
ϟ	Hirsebrot, Hammermühle (R,V)						×
★★	Knäckebrot „Break“, Wasa	×					
★	Knäckebrot „Mjölk“, Wasa	×		×			
★★	Knäckebrot „Roggen dünn“, Wasa	×					
★★	Knäckebrot „Vollkorn“, Wasa	×					
★★	Knäcke-Brot Delikatess, Alnatura	×					
★	Knusperbrot, Hammermühle (R,V)			×	×		
★	Körnerbrot (4 Monate haltbar), Hammermühle (R,V)						×
★★	Mais Waffelbrot, 3Pauly (R)				×		
★★	Mais-Vollwert-Kraftbrot, Werz (N, R, V)						
★★★	Maiswaffeln, Perlinger						
★★	Öko-Roggen-Vollkorn, Hofpfisterei	×					
★★	Roggen Vollkorn Brot, Alnatura	×					
ϟ	Roggenmischbrot, Lieken Urkorn	×					
ϟ	Rosinenbrot, Hammermühle (R,V)						
★★	Sonnenblumenkerne Brot, Alnatura	×					
★	Toastbrot, 3Pauly (R)						

Bewertung	Lebensmittel						
★	Toastbrot, ungeschnitten, Hammermühle (R,V)						
ϟ	Vollkorn Dreikorn Toast, Lieken Urkorn	×			×		
★★	Vollkorn Knäcke Sesam, Lieken Urkorn	×					
★	Vollkorn Knäcke, Lieken Urkorn	×					×
ϟ	Vollkorn Toast, Golden Toast	×		×	×		
ϟ	Vollkornbrot, Hammermühle (R,V)				×		×
★★	Vollkorn-Knäcke Delikatess, Runge (N)	×					
★★	Vollkorn-Schnittbrot „Glutano", Hammermühle (R,V)						
★	Weißbrot, Hammermühle (R,V)						

Mehl- und Backmischungen

Bewertung	Lebensmittel						
★★	4-Korn-Pizzaböden, Werz (N, R, V)						
★★	4-Korn-Vollkorn-Backmischung, Werz (N, R, V)						
★	Back-Mix Kastanienbrot, Hammermühle (R,V)						
★	Back-Mix Körnerbrot, Hammermühle (R,V)						
★★	Dinkel-Streuselkuchen-Backmischung, Bauck (N)	×					
★	Kuchen-Fix für Rührkuchen, Hammermühle (R,V)						
★	Kuchenmischung, Sibylle-Diät (R)						
★★	Mehlmischung für Kuchen und Brot, 3Pauly (R)						
★★	Mehl-Mix hell, Hammermühle (R,V)						
★★	Mehl-Mix rustikal, Hammermühle (R,V)						
★	Pizzaboden vorgebacken, Hammermühle (R,V)						
★	Pizzaböden, Sibylle-Diät (R)				?		
★★	Trocken-Sauerteig glutenfrei, Hammermühle (R,V)						

Müsli und Frühstücksflocken

Bewertung	Lebensmittel						
★★	3-Korn-Mandel-Müsli, Werz (N, R, V)						
★★	4-Korn-Mandel-Chrunchy, Werz (N, R, V)					×	
★	Aktiv-Mischung, Seitenbacher	×				×	
★★	Amaranth-Flakes, Allos (N)						
★★★	Amaranth-Pops, ungesüßt, Werz (N, R, V)						
⚡	Apfel-Zimt-Müsli, Seitenbacher	×		×	×	×	
★★	Basis Knusper-Frühstück, Allos (N)	×					
★★	Buchweizen-Flakes, Allos (N)						
★★★	Buchweizenpops, ungesüßt, Werz (N, R, V)						
★★	Cornflakes, Alnatura						
★★★	Cornflakes, Davert (N)						
★	Cornflakes, Kellogg's	?					
★★★	Cornflakes, Martin Evers (N)						
★★★	Cornflakes, Perlinger						
⚡	Crispy Croco, Hipp	×					
★★	Dinkel-Pops, Alnatura	×					
★★	Dinkel-Vollkorn-Pops ungesüßt, Werz (N, R, V)	×					
★★	Früchte Müsli, Rapunzel (N)	×					
★★	Haferfleks mit Kleie, Kölln	×					
★★	Haferkleie Flocken, Kölln	×					
★	Hafer Müsli, Bauck (N)	×				×	
⚡	Hippness crisp, Hipp	×			×	×	
★★	Hirse-Honig-Poppies, Allos (N)						
★★	Honey-Flakes, Martin Evers (N)						
★★	Instant Flocken, Kölln	×					
★★	Knusprige Haferfleks, Kölln	×					
★★★	Power-Flakes, Davert (N)						
★★	Quinoa-Flakes, Allos (N)						
★★★	Quinoa-Pops, ungesüßt, Werz (N, R, V)						
★★★	Reis-Pops, ungesüßt, Werz (N, R, V)						
★	Special, Kellogg's	×		×			
★★	Vollkorn Cornflakes, Kellogg's	×					
★	Weizenpoppies mit Ahornsirup, Rapunzel (N)	×					

Teigwaren

Bewertung	Lebensmittel						
★★★	Bifun (Reisnudeln), Arche (N)						
★★★	Bio Bandnudeln/Spaghetti glutenfrei, Schnitzer (N, R, V)						
★★★	Buchweizennudeln, Ruschin (N)						
★★★	Buchweizen-Vollkorn-Nudeln, Werz (N, R, V)						
★★	Dinkel-Teigwaren ohne Ei, diverse Sorten, Werz (N, R, V)	×					
★	Frischeier Nudeln, Gaggli	×	×				
★★	Hartweizen Spaghetti, Gut & Gerne	×					
★★★	Hirse-Vollkorn-Nudeln, Werz (N, R, V)						
★★★	Maisnudeln, diverse Sorten, Le Veneziane (V)						
★★★	Mais-Vollkorn-Nudeln, Werz (N, R, V)						
★★	Makkaroni, Hammermühle (R,V)						
★★★	Pasta aus Mais, ioBio (N)						
★★★	Pasta aus Mais und Buchweizen, ioBio (N)						
★★	Pasta, diverse Sorten (ohne Ei), Barilla	×					
★★	Pasta, diverse Sorten (ohne Ei), Buitoni	×					
★★	Penne/Spaghetti/Spirelli semolato, Alnatura	×					
★★★	Reisspaghetti, Rapunzel (N)						
★★★	Reis-Vollkorn-Nudeln, Werz (N, R, V)						
★★	Schwäbische Spätzle, Rapunzel (N)	×					
★★	Soba (Buchweizenspaghetti), Arche (N)	×					
★★	Spaghetti, Hammermühle (R,V)						
★★★	Spaghetti, Rigatoni, Spiralen, 3Pauly (R)						
★★★	Spätzle, 3Pauly (R)						
ϟ	Spinat Tortellini, Gut & Gerne	×			×		×
★	Tagliatelle, Barilla	×	×				
★	Vollkorn-Eier-Spirelli, Gut & Gerne	×	×				
★★	Vollkorn Farfalle/Spaghetti, Alnatura	×					
★★	Vollkorn-Spiralen, rinatura	×					
★★★	Vollreisnudeln, Ruschin (N)						

Frisch und knackig

Frisches Obst und frisches Gemüse müssen einen festen Platz im täglichen Speiseplan haben. Das Angebot ist so groß, dass auch bei bestehenden Allergien genügend Sorten zur Verfügung stehen. Bevorzugen Sie frische, unverarbeitete Produkte, dann können Sie sicher sein, dass sich kein unbekanntes Allergen einschleicht. Vorsicht bei Tiefkühlprodukten: Es gibt Obst und Gemüse natur ohne Zusätze, aber auch schon fertig gewürzte oder gesüßte Angebote oder Produkte mit Saucen. Hinsichtlich der Nährwerte ist Tiefkühlgemüse fast so gut wie frisches. Bevorzugen Sie in jedem Fall die Natur-Variante.

Gemüse

Bewertung	Lebensmittel						
★★(★)	Gemüse, alle Sorten, frisch oder tiefgekühlt, ohne Zusätze						

Gemüseprodukte und Tiefkühlgemüse

Bewertung	Lebensmittel						
★★	Apfel-Rotkohl, Iglo						×
★	Buttergemüse, Iglo			×			×
★★	Edler Garten Mix, Frosta						
★★★	Junge Erbsen, Iglo						
★★★	Kaisergemüse, Frenzel						
★★	Kalamata Oliven in Lake, Rapunzel (N)						
★★★	Kalamata Oliven in Öl, Rapunzel (N)						
★★★	Mischgemüse, Frenzel						
★★	Passata (passierte Tomaten), Bruno Fischer (N)						
★★	Passata, Alnatura						
★★	Passata, Rapunzel (N)						
★★	Pizzatomaten, Rapunzel (N)						
★★	Polpa (gehackte Tomaten), Bruno Fischer (N)						

Bewertung	Lebensmittel						
ϟ	Rahm-Kaisergemüse, Frenzel	×		×			×
ϟ	Rahm-Spinat, Iglo			×	?		×
★	Suppengemüse, Frenzel						×
★	Suppengemüse, Iglo						
★★	Tomaten Püree, Salamita (N)						
★★	Tomatenmark						
★	Wok Mix, Frosta						

Kräuter

Bewertung	Lebensmittel						
★★(★)	Kräuter, frisch, getrocknet oder tiefgefroren, sofern einzeln						
★/ϟ	Kräuter, frisch, getrocknet oder tiefgefroren, als Mischung				?		

Pilze

Bewertung	Lebensmittel						
★★★	Pilze, alle Sorten frisch oder getrocknet, ohne Zusätze						

Obst, Obstprodukte und Trockenfrüchte

Bewertung	Lebensmittel						
★★(★)	Obst, alle Sorten, frisch oder tiefgekühlt, ohne Zusätze						
★★★	Apfel-Bananenmark, Bauck (N)						
★★★	Apfel-Mangomark, Bauck (N)						
★★★	Apfelmark ohne Zucker, Bauck (N)						
★★★	Apfelmus, Apfelkompott, selbst hergestellt ohne Zusätze						
★★	Apfelmus gesüßt, Bauck (N)						
★(★)	Apfelmus, diverse Hersteller						
★★★	Trockenfrüchte einschl. Rosinen, ungeschwefelt und ohne Konservierungsstoffe						

Hülsenfrüchte, Nüsse und Samen

Hülsenfrüchte enthalten viel wertvolles pflanzliches Eiweiß und sind außerdem ballaststoffreich. Sie sind vielseitig verwendbar und nur für Sojaallergiker kritisch. Da es Kreuzallergien zwischen den verschiedenen Hülsenfrüchten gibt, werden dann möglicherweise auch andere Hülsenfrüchte nicht vertragen. Konserven sind nur halb so gut. Zum einen können zusätzliche (allergene) Lebensmittel und Substanzen enthalten sein, zum anderen haben Linsen und Co. bei der Konservierung Nährstoffe eingebüßt. Nüsse verursachen leider häufig Allergien. Wer nicht allergisch reagiert, sollte die vielseitigen und wohl schmeckenden Nährstofflieferanten durchaus genießen.

Hülsenfrüchte

Bewertung	Lebensmittel						
★★★	Hülsenfrüchte, alle Sorten, ungewürzt und ohne Zusätze sofern aus Trockenware zubereitet						

Nüsse und Samen

Bewertung	Lebensmittel						
★★	Cashewnüsse					×	
★★	Erdnüsse					×	
★★	Haselnüsse					×	
★★	Kokosnuss					×	
★★	Kürbiskerne						
★★	Leinsamen						
★★	Macadamia-Nüsse					×	
★★	Mandeln					×	
★★	Pinienkerne						
★★	Sesam						
★★	Sonnenblumenkerne						
★★	Walnüsse					×	

Milchersatz und Soja

Für Milchallergiker werden inzwischen sehr viele „Ersatzprodukte" angeboten. Dazu zählen Getreidedrinks oder zahlreiche Sojaprodukte. Da Milch und Milchprodukte oft einen hohen Stellenwert im Speiseplan haben, fällt ein Verzicht vielen Menschen schwer. Vor allem bei Kindern, die gerne Jogurt oder Pudding essen, kann mit Ersatzprodukten ein Stück Normalität im Alltag bleiben. Da Milch und Milchprodukte wertvolle Eiweiß- und Kalziumlieferanten sind, muss ein Ersatz nicht nur nach seinem Geschmack sondern auch nach seinen Inhaltsstoffen beurteilt werden. Sojaprodukte sind sehr eiweißreich und vor allem Drinks werden zunehmend mit Kalzium angereichert. Doch Vorsicht: Allergien auf Soja nehmen immer mehr zu.

Milchersatzprodukte

Bewertung	Lebensmittel						
★★	Bio HaferDrink, Vitaquell (R)	×					
★★	Bio Mandel-Drink, Dr. Ritter (R)						
★	Bio Mandel-Drink Vanille, Dr. Ritter (R)	×					
★	Bio ReisDrink, Vitaquell (R)						
★★★	Lopino Bio („Lupinen-Tofu"), Vitaquell (R)						
★★	Reisddrink, Bruno Fischer (N)						
★★	Reisddrink, Martin Evers (N)				?		
★★★	Rice Dream Original, Hain Europe (N)						

Sojaprodukte

Bewertung	Lebensmittel						
★	Bio SojaDrink Kakao, Vitaquell (R)				×		
★★	Bio SojaDrink, ungesüßt, Vitaquell (R)				×		
★★	Räucher-Tofu, Nagel (N)				×		
★	Räuchertofu, Taifun (N)	×			×		
★★	Seiden-Tofu, Taifun (N)				×		

Bewertung	Lebensmittel						
★★	Sojabohnen, ungewürzt und ohne Zusätze, sofern aus Trockenware zubereitet				×		
⚡	Soja cuisine, alpro				×		
⚡	Soja cuisine, provamel (N)	×			×		
★★	soja drink Bio natur, alpro				×		
⚡	soja drink Erdbeere, alpro				×		
⚡	soja drink Kalzium (mit Zucker), alpro				×		
★★	soja drink Ohne Zucker- und Salzzusatz, alpro				×		
⚡	soja drink Schoko, alpro				×		
⚡	soja drink Vanille, alpro				×		
★★	Soja-Fein/Soja-Grob, Davert (N)				×		
★★	Sojafleisch fein/grob, Rapunzel (N)						
★★	Soja natural, provamel (N)				×		
★★	soja Yofu Bio-Natur, alpro				×		
★★	soja yofu natur, provamel (N)				×		
★★	Sojaddrink mit Calcium, Martin Evers (N)				×		
★★	Sojadessert Vanille, Martin Evers (N)				×		
★★	Soja-Drink Natur, Alnatura				×		
★★	Sojadrink Natur, Bruno Fischer (N)				×		
★★	Sojadrink ohne Zucker und Salz, Vitaquell (R)				×		
★★	SojaDrink plus, Vitaquell (R)				×		
★★	Soja-Drink Schoko, Alnatura				×		
★★	Sojadrink Schoko, Martin Evers (N)				×		
★★	Sojadrink Vanille, Bruno Fischer (N)				×		
★★	Sojamehl				×		
★★	Soja-Reis-Drink, Alnatura				×		
★★	Sojatrunk, ungesüßt, Martin Evers (N)				×		
★★	Tofu Natur, Alnatura				×		
★★	Tofu Natur, Taifun (N)				×		
★	Tofu Provence, Alnatura				×		×
⚡	Tofuschnitte Mandel-Sesam, Taifun (N)	×			×	×	
★★	Yamato Soyaghurt pur, bio, Heirler (R)				×		
★★	Yamato Tofu herzhaft geräuchert, bio, Heirler (R)				×		
★★	Yamato Tofu pur, bio, Heirler (R)				×		

Milch und Co.

Der Begriff Milch wird in der Regel für Kuhmilch verwendet. Aber gerade die Kuhmilch ist häufig für Allergien verantwortlich. Auch fast alle angebotenen Milchprodukte werden aus Kuhmilch hergestellt. Zunehmend werden Milchprodukte aus Schafs- oder Ziegenmilch angeboten. Bei Käse gibt es inzwischen ein gutes Angebot. Wer auf Farb- oder Zusatzstoffe reagiert, sollte bei Käse genau auf die Zutaten achten. Manche Sorten sind mit ß-Carotin gefärbt (häufig: Gouda) oder mit Konservierungsstoffen versehen. Viele Milchprodukte, wie Fruchtjogurt oder -quark, Pudding usw. enthalten eine Vielzahl an Zusatz- und Farbstoffen. Wer (Kuh-)Milch-Produkte vertragen kann, sollte die Natur-Varianten wählen. Mit frischen Früchten oder Konfitüre stellen Sie ihren individuell verträglichen Fruchtjogurt her.

Milch und Milchprodukte aus Kuhmilch

Bewertung	Lebensmittel						
★★	Brombeer Jogurt, Andechser Natur (N)			×			
★★	Buttermilch, natur			×			
★★	Crème fraîche			×			
★★	Cremejogurt, Andechser Natur (N)			×			
★/ϟ	Fruchtbuttermilch			×			
★/ϟ	Fruchtjogurt			×			
ϟ	Fruchtjogurt mild Himbeere, Söbbecke (N)			×			
★/ϟ	Fruchtmolke			×			
ϟ	Herzkirsche Jogurt, Andechser Natur (N)			×			
★★	Jogurt Drink mild, Andechser Bio			×			
★★	Jogurt mild, Andechser Natur (N)			×			
★★	Jogurt mild, cremig gerührt, Söbbecke (N)			×			
★★	Jogurt natur			×			
★★	Kaffeesahne			×			
★/ϟ	Kakaomilch, Schokomilch			×	?		

Bewertung	Lebensmittel						
★★	Kefir			×			
ϟ	Milchreis Zimt, Müller			×			×
★★	Molke			×			
★★	Saure Sahne			×			
★★	Schlagsahne			×			
★★	Vanille Jogurt, Alnatura			×			
★★	Vollmilch (Kuhmilch)			×			

Käse und Quark aus Kuhmilch

Bewertung	Lebensmittel						
★★	Appenzeller			×			
★★	Bergkäse			×			
★/ϟ	Blauschimmelkäse			×			
★★	Brie			×			
★★	Butterkäse			×			
★★	Camembert			×			
★★	Edamer			×			
★★	Emmentaler			×			
★★	Feta pur, Patros			×			
★	Frischkäse fettreduziert			×			
★/ϟ	Frischkäse mit Kräutern			×			×
★★	Frischkäse natur			×			
★/ϟ	Früchtequark			×			
★	Gorgonzola			×			
★★	Gouda			×			
★★	Körniger Frischkäse			×			
★/ϟ	Kräuterquark			×			×
★★	Mascarpone			×			
★★	Mozzarella			×			
★★	Parmesan			×			
★★	Schichtkäse			×			
★/ϟ	Schmelzkäse			×			
★★	Speisequark, Topfen			×			
★★	Tilsiter			×			

Milch, Milchprodukte und Käse von Ziege, Schaf & Co.

Bewertung	Lebensmittel						
★★★	Biol. H-Ziegenmilch, Andechser Natur (N)						
★★★	Biol. Ziegenmilch-Pulver, Andechser Natur (N)						
★★★	Chevi (Ziegenjogurt), bio-verde (N)						
★★★	Französischer Feta, Brebiol						
★★★	Französischer Ziegenweichkäse, Heirler (R)						
★★★	Haltbare Ziegenmilch, bio, Heirler (R)						
★★★	Mini-Brie (Ziege), Bastiaansen (N)						
★★★	Reine Ziegen-Buttermilch, bio, Heirler (R)						
★★★	Schafjogurt, bio, Heirler (R)						
★★★	Schafkäse, bio, Heirler (R)						
★★★	Schafmilch						
★★★	Xenia Feta, A. Lytros						
★★★	Ziegen Brie, bio, Heirler (R)						
★★★	Ziegenbutter, bio, Heirler (R)						
★★★	Ziegencamembert, bio, Heirler (R)						
★★★	Ziegenfeta, bio, Heirler (R)						
★★★	Ziegen-Frischkäse, bio-verde (N)						
★★	Ziegenfrischkäse Kräuter, bio, Heirler (R)						×
★★★	Ziegenfrischkäse pur, bio, Heirler (R)						
★★★	Ziegengouda, bio, Heirler (R)						
★★★	Ziegenjogurt mild, bio, Heirler (R)						
★★★	Ziegenkäse, diverse Sorten, Andechser Natur (N)						
★★	Ziegen-Pudding Vanille, bio, Heirler (R)						
★★★	Ziegen-Rossino, Andechser Bio						

Vorsicht bei Feta

Feta ist ursprünglich ein stark gesalzener griechischer Weichkäse aus Schafsmilch. Heute wird er jedoch überwiegend aus Kuhmilch oder aus einer Mischung von Kuh- und Schafsmilch hergestellt.

Fleisch, Wurst und Co.

Fleisch natur ohne Zusätze wird meist gut vertragen, außer es liegt eine Allergie gegen eine bestimmte Fleischsorte vor. Kritisch sind vor allem Fleisch- und Wurstwaren. Denn die Produktion kommt selten mit wenigen Zutaten aus. Milcheiweiß, Soja, Gluten, Gewürze und noch zahlreiche weitere kritische Stoffe können im Würstchen stecken. Bei abgepackter Ware hilft die Zutatenliste, beim Metzger hilft nur hartnäckiges Nachfragen. Mit weniger Zutaten kommen die meisten Hersteller von Bio-Ware aus. Aber auch hier werden Gewürzmischungen oder Zucker eingesetzt.

Fleisch und Innereien

Bewertung	Lebensmittel						
★★★	Fleisch, Geflügel, Wild und Innereien, alle Sorten, sofern ungewürzt und ohne weitere Zusätze						

Fleisch- und Wurstwaren

Bewertung	Lebensmittel						
⚡	Ammerländer Bierschinken, Zimbo classic						×
⚡	Bayerische Jagdwurst, Zimbo classic						×
★★	Bockwurst, Flachs (V)						×
⚡	Bockwürstchen, Zimbo Family						×
★★★	Bratwurst fein, Huckelrieder Feldhof (V)						
★★★	Bratwurst grob, Huckelrieder Feldhof (V)						
★	Chiemgauer Landschinken, Chiemgauer Naturfleisch (N)						×
★	Delikatess-Leberwurst, Chiemgauer Naturfleisch (N)						×
★★	Edelschinken „Dolce“, Chiemgauer Naturfleisch (N)						
⚡	Farmer Schinken, Herta			×			×

Bewertung	Lebensmittel						
★★	Fleischwurst ohne Knoblauch, Flachs (V)						×
★★	Geräucherte Putenbrust, Chiemgauer Naturfleisch (N)						×
★★	Geräucherte Brust von der Henne, Flachs (V)						
★★	Grobe Leberwurst, ungeräuchert, Flachs (V)						×
★★	Hinterschinken gekocht, Nuss, Flachs (V)						
★★	Jagdwurst mit Knoblauch, Flachs (V)						×
★★★	Kochschinken, Huckelrieder Feldhof (V)						
★★	Krakauer, Flachs (V)						×
★★	Lachsschinken „Lombo", Chiemgauer Naturfleisch (N)						
★★	Lachsschinken, Flachs (V)						×
★★	Lammsalami, Chiemgauer Naturfleisch (N)						×
★	Landjäger, Chiemgauer Naturfleisch (N)						×
★★★	Putenbratwurst, Schmitz (V)						
★★★	Putenfleischwurst m. Porree, Schmitz (V)						
★★★	Putenfleischwurst, Schmitz (V)						
★★★	Putensiedewurst, Schmitz (V)						
★★★	Rinderbratwurst, Schmitz (V)						
★★★	Rindersiedewurst, Schmitz (V)						
★★★	Rindsfleischwurst, Schmitz (V)						
★★★	Rindsleberwurst, Huckelrieder Feldhof (V)						
★★★	Schinken, luftgetrocknet, Huckelrieder Feldhof (V)						
★★	Schinkenspeck, Flachs (V)						×
★★★	Schweinebraten, Huckelrieder Feldhof (V)						
★★★	Schweinefleischwurst, Huckelrieder Feldhof (V)						
★★★	Schweineleberwurst, Huckelrieder Feldhof (V)						
★★	Teewurst fein, zum Streichen, Flachs (V)						×
★★★	Weißer Fleischkäse, Huckelrieder Feldhof (V)						
★★	Wiener Würstchen, Flachs (V)						×

Aus Meer und Fluss

Zahlreiche Menschen sind gegen Fischeiweiß, Schalen- und Krustentiere allergisch, bei Muscheln und Fischprodukten gibt es viele Unverträglichkeiten. Schuld an der Unverträglichkeit von Fischprodukten ist häufig der hohe Histamingehalt. Fischprodukte bestehen meist aus vielen unterschiedlichen Zutaten. Wer also gerne Heringssalat isst, ist besser bedient, wenn er ihn selbst frisch zubereitet.

Fische, Krebse, Muscheln

Bewertung	Lebensmittel						
★★★	Fische (Seefisch, Süßwasserfisch), Krebse, Muscheln, alle Sorten sofern, ungewürzt und ohne weitere Zusätze						

Fischprodukte

Bewertung	Lebensmittel						
ϟ	Alaska Seelachs Schnitzel, Nadler				?		
ϟ	Bismarck Hering, Homann						
ϟ	Edle Matjes-Filets, Nadler				?		×
ϟ	Gabelröllchen, Lysell		×		?		
ϟ	Heringfilets in Paprika-Creme, Hawesta			×	?		×
ϟ	Heringfilets in Senf-Creme, Hawesta			×	?		
ϟ	Heringsfilets in Pfeffer-Creme, Apel				?		×
★	Heringsfilets in Tomatencreme, Apel				?		×
★	Tunfischsalat „Texas", Fontaine (N)						
★★	Räucherlachs (TK), Costa						
ϟ	Rollmöpse, Nadler						
★	Schwedenhappen, Lysell						×
★★	Tunfisch im eigenen Saft						
★★	Tunfisch in Öl				?		
★	Zarte Heringsfilets in feuriger Tomatensauce, Fontaine (N)						

Fette, Öle, Eier

Die meisten Margarinesorten sind mit Vorsicht zu genießen. Denn auf den ersten Blick ist oft nicht erkennbar, was alles drinsteckt. Nicht immer werden die Fette auf der Packung genau deklariert. Viele Hersteller lassen es auch offen, weil sie je nach Angebot auch unterschiedliche Fette verwenden. Sojalecithin kommt häufig zum Einsatz. Viele Halbfettprodukte enthalten Jogurt oder Molke. Beim Streichfett sind Sie mit Butter in jedem Fall besser bedient, vorausgesetzt, sie wird vertragen. Meist gut verträglich ist Sauerrahmbutter. Bei Ölen sollten Sie sortenreine Produkte wählen, bei denen klar deklariert ist, woraus sie bestehen. Denn hinter dem Begriff „Pflanzenöl" kann sich allerhand verbergen. Bedenken Sie, dass bei einer Hühnereiallergie nicht nur das Eiweiß Probleme machen kann: Auch das Eigelb enthält noch Spuren von Eiweiß!

Fette und Öle

Bewertung	Lebensmittel						
ϟ	Alsan-Bio, Alsan (N)				×		
ϟ	Alsan-S, Alsan (R)				×		
★★	Butter, mild gesäuert/Süßrahm			×			
★	Butterschmalz						
ϟ	Deli-Reform Margarine, die Leichte				?		
ϟ	Deli-Reform Margarine, mit Jogurtkulturen				?		
★★★	Distelöl (Safloröl)						
★★	Erdnußöl					×	
★★★	Gänsefett/-schmalz						
ϟ	Halbfettbutter, diverse Hersteller			×			
★★	Haselnussöl					×	
★★	Jogurt Butter, diverse Hersteller			×			
★★★	Kokosfett gehärtet						
★	Kräuterbutter			×			×

Bewertung	Lebensmittel						
★★	Kürbiskernöl						
★★	Leinöl						
★	m'Olivo, Vitaquell (R)				?		
★★★	Maiskeimöl						
★★★	Olivenöl						
★★★	Palmo Spezial, Rapunzel (N)						
★★	Prima Pflanzenmargarine, Rapunzel (N)				×		
★★★	Rapsöl						
★★	Sauerrahmbutter			×			
★★★	Schweineschmalz						
★★	Sesamöl						
★★	Sojaöl				×		
★★	Sonne + Olive, Thomy						
★★	Sonnenblumenöl						
★	Unsere Vollwertige, Vitaquell (R)				?		
★	Vitazell leicht, Vitaquell (R)				?		
★★	Walnussöl					×	
★★	Weizenkeimöl	×					

Ein großer Teil der im Supermarkt oder Discounter erhältlichen Fette (z.B. Biskin, Lätta, Rama) werden von der Firma Unilever hergestellt. Informationen über die Zutaten erhalten Sie beim Ernährungsforum, Adresse im Anhang.

Eier

Bewertung	Lebensmittel						
★★	Ei-Ersatz, 3Pauly (R)				×		
ϟ	Ei-Ersatz, Hammermühle (R,V)				×		
★★	Hühnerei		×				
★★	Hühnereigelb		×				
★★	Hühnereiweiß		×				

Durstlöscher

Bei Vorliegen einer Allergie gegen Hefe- oder Schimmelpilze sollten Säfte unbedingt selbst hergestellt werden. Generell kritisch sind Instant-Tees oder -Kaffees, da sie meist mit Aroma- und anderen Zusatzstoffen versetzt sind. Kochen Sie Tee und Kaffee am besten frisch. Die meisten Limonaden und Mixgetränke sind stark zuckerhaltig, gefärbt und aromatisiert. Wer hin und wieder ein Glas Alkohol trinken möchte, kann ausprobieren, was vertragen wird und sollte dann bei dieser Sorte bleiben. Bedenken Sie: Bier ist nicht gleich Bier. Altbier ist etwas anderes als Pils oder Weizenbier.

Bewertung	**Lebensmittel**						
★★	Apfelsaft						
ϟ	Bitter Lemon						
★(★)	Capuccino (im Café, Restaurant)			×			
★★	Chicco instant (Getreide-Frucht-Kaffee), Rapunzel (N)	×					
★(★)	Früchtetee						
ϟ	Kaba, Kraft				×		
★★	Kaffee schwarz						
★(★)	Kräutertee (Mischung)						
★(★)	Latte macchiato (Café, Restaurant)			×			
★★	Malzkaffee, Bauck (N)	×					
ϟ	Milka Drink, Kraft				×		
★★★	Mineralwasser						
★★	Möhrensaft						
★★	Orangensaft						
★★★	Pfefferminztee						
★★★	Roibos-Tee (ohne Zusätze, ohne Aroma)						
ϟ	Suchard Express, Kraft				×		
★★	Tee, schwarz oder grün						
★★	Tiger Kakaogetränk, Rapunzel (N)						
★★	Tiger Quick Instant, Rapunzel (N)				×		
★★	Tomatensaft						
★★	Traubensaft						

Für Schleckermäuler

Der Verzicht auf Süßigkeiten fällt naturgemäß schwer. Ein kompletter Verzicht muss in den meisten Fällen auch gar nicht sein. Vielleicht können Sie mit einer Phase der Zuckerenthaltsamkeit (vgl. Seite 88) Ihr Süßbedürfnis ja ein wenig reduzieren. Bei einer Allergie gegen die Hauptzutaten von Kuchen oder Keksen (Milch, Eier oder Weizen bzw. Gluten) sollten Sie das süße Gebäck sicherheitshalber selbst herstellen, denn es gibt nur wenige geeignete Fertigprodukte. Kekse oder Kleingebäck, wie beispielsweise Muffins, können Sie auf Vorrat backen, einfrieren und bei Bedarf verwenden. Bitterschokolade wird von vielen Allergikern gut vertragen, denn sie besteht nur aus wenigen Zutaten und ist in der Regel milchfrei. Auch Marzipan (vielleicht selbst hergestellt) ist meist eine gute Alternative. Aus Trockenfrüchten, Kokosflocken, Kernen und Getreideflocken lässt sich (je nach vorliegender Allergie) einfaches Konfekt herstellen.

Kuchen

Bewertung	Lebensmittel						
★	4-Korn-Obsttortenboden, Werz (N, R, V)						
ϟ	Apfelkuchen gedeckt, aus Mürbeteig	×	×				
ϟ	Apfelkuchen mit Quarkguss	×	×	×			
ϟ	Biskuit-Obsttorte	×	×	×			
ϟ	Käsekuchen aus Mürbeteig	×	×	×			
ϟ	Linzertorte	×	×			×	
ϟ	Marmorkuchen	×	×	×			
ϟ	Mini-Marmorkuchen, Hammermühle (R,V)		×				
ϟ	Muffins mit Schokolade	×	×	×			
ϟ	Nusskuchen	×	×	×		×	
★★	Reis-Mandel-Kuchen, Werz (N, R, V)						
★	Reis-Mandelstollen, Werz (N, R, V)						
★★	Reis-Schoko-Kuchen, Werz (N, R, V)						

Bewertung	Lebensmittel						
★★	Reis-Vollkorn-Schoko-Kuchenschnitte, Werz (N, R, V)						
⚡	Sachertorte	×	×				
⚡	Sandkuchen, Hammermühle (R,V)	×					
⚡	Schwarzwälder Kirschtorte	×	×	×			

Kekse und Kleingebäck

Bewertung	Lebensmittel						
★	4-Korn-Vollkorn-Amerikaner, Werz (N, R, V)						
★	4-Korn-Vollkorn-Schoko-Keks, Werz (N, R, V)						
★★	4-Korn-Zwieback, Werz (N, R, V)						
★	Buchweizen-Vollkorn-Mandel-Zungen, Werz (N, R, V)					×	
⚡	Butterkeks	×	×	×	?		
⚡	Cocolino, 3Pauly (R)			×		×	
★	Dinkel-Hafer-Taler, 3Pauly (R)	×					×
⚡	Dinkel-Zwieback, Gut & Gerne	×			?		×
★★	Dinkel-Zwieback, Spielberger (N)	×					
★★	Haferkleie-Apfel-Zungen, Werz (N, R, V)	×					
★★	Haferlinge, Bohlsener Mühle (N)	×					
★	Hirse-Vollkorn-Kokos-Zungen, Werz (N, R, V)					×	
⚡	Kokos-Zwieback, Brandt	×	×	×	×	×	
⚡	Löffelbiskuit	×	×	×	?		
⚡	Mais Aprikosen Keks, 3Pauly (R)				×		
★	Mais-Keks, 3Pauly (R)				×		
⚡	Maisplätzchen, Hammermühle (R,V)		×	×			
⚡	Markenzwieback, Brandt	×	×	×			
★★	Reis-Vollkorn-Schoko-Brezeln, Werz (N, R, V)						
★★	Reis-Vollkorn-Schoko-Häsli, Werz (N, R, V)						
★★	Reis-Vollkorn-Vanille-Kipfeln, Werz (N,R,V)						

Bewer-tung	Lebensmittel						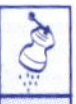
★★	Reis-Vollkorn-Zwerge, Werz (N, R, V)						
⚡	Russisch Brot	×	×		×		
★	Schoko Cookies, 3Pauly (R)		×	×			
⚡	Schoko-Zwieback, Brandt	×		×	?		
★	Torteletts, 3Pauly (R)						
★★	Weizen-Zwieback, Spielberger (N)	×					
★	Zwieback, Hammermühle (R,V)		×				

Süßigkeiten und Riegel

Bewer-tung	Lebensmittel						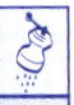
⚡	Alpenmilch-Schokolade, Milka			×	×	×	
★★	Amaranth Schokolette-Zartbitter, Allos (N)						
★	Amaranth-Riegel, Alnatura				?	×	
★	Aprikosen Fruchtschnitte, Alnatura	×				×	
★★	Bio Edel-Bitter-Schokolade, Liebhart's Gesundkost (R)						
★★	Bio Negro Schokolade (Edelbitter 70 %), Rapunzel (N)						
⚡	Coco Schoko-Riegel, Rapunzel (N)			×	×	×	
★★	Coco-Rico Zartbitter, Allos (N)					×	
★	Edelbitter Schokolade, Naturata (N)						
★★	Fruchtschnitte Banane-Mandel, Allos (N)					×	
★	Fruchtschnitte Fruit-Mix, Rapunzel (N)					×	
★	Fruchtschnitte Power-Mix, Rapunzel (N)	×				×	
⚡	Fruity, diverse Sorten, Schwartau	×					
★★	Halbbitter Schokolade, Naturata (N)						
⚡	Halbbitter-Schokolade, Ritter Sport				×		×
★★	Honig Marzipan, Rapunzel (N)					×	
★★	Honig-Marzipan-Herz, Werz (N, R, V)					×	
★★	Laddu natur (Kichererbsenkonfekt), Govinda (N,V)						
★★	Laddu Sesam (Kichererbsenkonfekt), Govinda (N,V)						

Bewertung	Lebensmittel						
★★	Maislutscher Ahorn, Corn Candies (N)						
★★	Maislutscher Himbeere, Corn Candies (N)						
★★	Maislutscher Kirsche, Corn Candies (N)						
★	Mandel Schnitte, Alnatura	×				×	
★★★	Mango-Aprikose Kugeln, Govinda (N,V)						
★★★	Mango-Kugeln, Govinda (N,V)						
★	Müsli-Schnitte, Allos (N)	×				×	
★	Rumba Puffreisriegel, Rapunzel (N)			×	×		
★★	Schoko Riso mit Zartbitterschokolade, Byodo (N)						
★★	Zartbitter Schokolade mit Mandelsplitter, Rapunzel (N)						
★★	Zartbitter Schokolade, Rapunzel (N)						
★★	Zartbitter-Schokolade, Alnatura						

Desserts

Bewertung	Lebensmittel						
★	Dessertsauce Erdbeere/Himbeere, Mövenpick						
★	Dessertsauce Pfirsich-Mango, Mövenpick						
★★	Dessert-Soße, Schokogeschmack, Bio-Vegan (N)						
★★	Dessert-Soße, Vanillegeschmack, Bio-Vegan (N)						
★	Fruchtsauce Himbeere, Allos (N)						
★★	Mandel Puddingpulver, Arche (N)					×	
ϟ	Pudding Traum, Ehrmann			×			
ϟ	Puddis Schokolade, Campina			×			
★	Rote Grütze, Allos (N)						
★★	Schoko Pudding, Söbbecke (N)			×			
★★★	Schoko-Puddingpulver, Rapunzel (N)						
ϟ	Tiramisu, Zott	?	×	×			
★★★	Vanille Puddingpulver, Arche (N)						
★★★	Vanille-Puddingpulver, Rapunzel (N)						

Zum Kochen und Verfeinern

Ohne Würze – süß oder pikant – schmeckt es nicht. Verwenden Sie Einzelgewürze und -kräuter anstelle von Mischungen. Vielleicht können Sie Ihre eigenen verträglichen Mischungen zusammenstellen. Gemüse- oder Fleischbrühen sind meist nicht empfehlenswert. Zu umfangreich ist die Liste der Bestandteile. Mit Süßungsmitteln sollten Sie sparsam umgehen. Bevorzugen Sie für Nachspeisen oder süße Zwischenmahlzeiten Obst oder Trockenfrüchte.

Gewürze und Würzmittel

Bewertung	Lebensmittel						
★★	Apfelessig						
★	Asia Gewürzsalz, Rapunzel (N)			×			×
★★	Balsamico-Essig						
★★	Bioreal Hefeflocken, Rapunzel (N)	×					
★★	Brotgewürz, Lebensbaum (N)						×
★★	Brotgewürz ganz, Alnatura						×
★★	Crema di Aglio (Knoblauch-Würzpaste), Rapunzel (N)						
★★	Crema di Olive, Rapunzel (N)						×
★★	Crema di Peperoncini, Rapunzel (N)						
★★	Delikatess-Senf, Naturata (N)						
★★	Delikatess-Senf mittelscharf, Thomy						×
★	Gemüsebrühe, Alnatura						×
★	Gemüsebrühe, Sekowa (N)						×
★(★)	Gewürze, einzeln						×
★/ϟ	Gewürzmischung						×
★★	Gomasio (Sesampaste), Rapunzel (N)						
★	Gourmet-Sahne-Meerrettich, Thomy			×	?		
★	Grill Gewürzsalz scharf, Rapunzel (N)						×
★	Guadalquivir Bio Soja-Sauce Shoyu, Vitaquell (R)	×			×		
★★	Guadalquivir Bio Soja-Sauce Tamari, Vitaquell (R)				×		
★	Klare Suppe, Rapunzel (N)						×

Bewertung	Lebensmittel						
★	Kräutersalz (mit/ohne Jod), Alnatura						×
★	Kräutersalz, Bauck (N)						×
★/ϟ	Kräutersalz, diverse Hersteller						×
★★	Löwensenf extra						
★★	Löwensenf medium						
★★	Meerrettich im Glas, Erhard (N)						
ϟ	Meerrettich, Thomy			×	?		
★★	Meersalz, diverse Hersteller						
★★★	Mittelmeersalz, Rapunzel (N)						
★	Pizzagewürz, Alnatura						×
★	Salz						
★★	Senf Dijon, Byodo (N)						
★	Soja Sauce, Gut & Gerne	×			×		
★	Soja Sauce, Kikkoman	×			×		
★★★	Tomatenmark						
★★	Voll-Meersalz fein, Vitaquell (R)						
★★	Weinessig						
★	Würzige Suppe, Naturata (N)	×					×
★	Würzl, Bruno Fischer (N)						×
★	Würzl asiatisch, Bruno Fischer (N)						×
★	Yamato Soya Sauce, bio, Heirler (R)	×			×		

Süßungsmittel

Nicht nur Zucker macht süß. Verwenden Sie zum Süßen von Desserts oder Gebäck auch andere Süßungsmittel wie Honig oder Fruchtdicksäfte. Vorteil: Diese Süßungsmittel verfügen teilweise über einen kräftigen Eigengeschmack. Dadurch verwendet man meist eine geringere Menge. Nachteil: Honig und Dicksäfte bergen manchmal allergisches Potenzial, Zucker dagegen nicht. Deshalb müssen Sie einfach ausprobieren, was schmeckt und vertragen wird. Hier eine kleine Auswahl von „alternativen" Süßungsmitteln: Agavendicksaft, Ahornsirup, Apfeldicksaft, Apfelkraut, Birnendicksaft, Birnenkraut, Honig, Reissirup (z.B. von Werz), Rohrzucker, Topinambursüße (z.B. von Allos).

Diverse Koch- und Backzutaten

Bewertung	Lebensmittel						
★★★	Agar-Agar						
★★	Backoblaten glutenfrei, Hammermühle (R,V)						
★★	Backoblaten, Küchle	×					
★	Backpulver						
★★★	Carobpulver						
⚡	Gelatine (Blatt), rot						
★★	Gelatine (Blatt), weiß						
★★★	Guarkernmehl						
★★	Hefe						
★★★	Johannisbrotkernmehl						
★★★	Kakaopulver						
★★★	Kartoffelmehl, Bauck (N)						
★★	Kokosraspeln					×	
⚡	Kuchenglasur dunkel, Schwartau						
★★	Mandelmus, Rapunzel (N)					×	
★★	Marzipanrohmasse					×	
★★	Mohn						
⚡	Orangeat, Zitronat						
★★	Orangeat, Zitronat, Rapunzel (N)						
★	Paniermehl glutenfrei, Hammermühle (R,V)						
★★★	Pfeilwurzelstärke, Pfeilwurzmehl, diverse Hersteller (N, R)						
★	Sahnefest, Sahnesteif						
★★	Schoko Dekor Blätter zartbitter, Schwartau						
⚡	Schoko Tröpfchen, Schwartau						
★★	Tahin (Sesammus) mit/ohne Salz, Rapunzel (N)						
⚡	Tortengusspulver rot						
★	Tortengusspulver weiß						
⚡	Vanillinzucker						
★	Vollkorn-Oblaten, Küchle	×			?		
★★	Weinstein-Backpulver						
★★	Zartbitter Kuvertüre, Rapunzel (N)				×		

Für die schnelle Küche

Die meisten Fertig- und Halbfertigprodukte sind für Neurodermitiker in der Regel nicht geeignet. Aus Produktionsgründen und wegen der erforderlichen Haltbarkeit enthalten die meisten Produkte eine Vielzahl an Zutaten, dazu oft noch Farb-, Konservierungs- oder andere Zusatzstoffe. Die gängigen Fertigprodukte werden hier nicht aufgezählt, weil fast alle als „nicht geeignet“ eingestuft werden müssen. Es gibt jedoch einige wenige Produkte, die bedingt geeignet sind.

Saucen und Dips

Bewertung	Lebensmittel						
ϟ	Arrabbiata, Buitoni						×
★	Bärlauch-Pesto, rintura			×			
ϟ	Béarnaise, Thomy Les Sauces		×				×
ϟ	Classica, Buitoni						×
★	Delikatess Mayo, Byodo (N)		×				×
ϟ	Hollandaise, Thomy Les Sauces		×				×
★★	Ketchup, Byodo (N)						×
★★	Ketchup, Kraft						×
★	Kinderketchup, Zwergenwiese (N)	×					×
ϟ	Miracel Whip, Kraft		×		?		×
★★	Pesto Genovese, La Bio-Idea (N)					×	×
★★	Pesto Arrabbiata, Byodo (N)						
ϟ	Pesto Rosso, Buitoni			×		×	×
★★	Pesto Rosso, La Bio-Idea (N)					×	×
★★	Pesto rosso, Rapunzel (N)						×
★★	Pomodoro al Basilico, La Selva (N)						×
ϟ	Schnitzel-Sahne-Sauce, Thomy Les Sauces		×	×			×
★★	Spaghettisauce Basilico, Basic (N)						×
★★	Spaghettisauce Tomate, Basic (N)						×
ϟ	Süß-Sauer klassisch, Uncle Ben’s						×
★★	Tomaten Ketchup, Rapunzel (N)						×
★	Tomaten Sauce, Gut & Gerne						×
★★	Tomatensauce Familia, Rapunzel (N)						×

Fertiggerichte und Convenience-Produkte

Bewertung	Lebensmittel						
★★	1.2.3 Frites, McCain				?		
⚡	1.2.3 Kroketten, McCain			×	?		
★★	4-Korn-Vollkorn-Bratlinge und Klöße, Werz (N, R, V)						
⚡	Backkroketten, Aviko			×	?		×
★★	Bio Dinkel-Pizzaböden, Schnitzer (N, R, V)	×					
⚡	Bratlings-Mix, Hammermühle (R,V)		×		×		
⚡	Champignon Cremesuppe, Erntesegen (N)	×		×			×
★★	Dinkel-Burger, Bruno Fischer (N)	×					
★	Eintopf Grüne Bohnen, Martin Evers (N)						×
★	Fischer Pfanne Westerland, Frosta						×
⚡	Fischstäbchen, Iglo	×					
⚡	Gemüse-Burger, Bruno Fischer (N)	×			×		×
★★	Gnocchi Originale, bio-verde (N)	×					
⚡	Gnocchi, Steinhaus	×					×
⚡	Golden Longs, McCain	×			?		×
⚡	Golden Southern, McCain	×			?		×
⚡	Hähnchen Geschnetzeltes, Frosta	×	×	×			×
⚡	Home Fries, McCain	×			?		×
★	Italienische Gemüse Pfanne, Frosta						×
★	Karotten Cremesuppe, Cenovis (R)	×		×			
★★	Kartoffel Püree, Gut & Gerne						×
★★	Kartoffel-Knödel, Alnatura						×
★★	Kartoffel-Knödel, Bruno Fischer (N)						×
★★	Kartoffel-Puffer, Bruno Fischer (N)						×
★★	Kartoffel-Püree, Bruno Fischer (N)						×
⚡	Pizza Champignon, Wagner	×		×	×		×
⚡	Pizza Peperoni, Wagner	×		×	×		×
⚡	Pizza Speciale, Alberto	×		×	?		×
⚡	Schlemmer-Filet à la Bordelaise, Iglo	×			?		×
⚡	Schlemmer-Filet Mediterranée, Iglo			×	?		×
⚡	Spargel Cremesuppe, Cenovis (R)	×		×			×
★	Tomaten Cremesuppe, Cenovis (R)						×
★	Tomatensuppe, Erntesegen (N)						×

Brotaufstriche

Brotaufstriche stellen Sie am besten selbst aus wenigen Zutaten her (Grundrezepte Seite 90). Bei fertig gekauften Aufstrichen weisen vor allem die pikanten Varianten oft eine umfangreiche Zutatenliste auf. Süße Aufstriche sind in der Regel sehr süß und enthalten meist mehr Zucker oder Honig als nötig. Die gängigen Konfitüren und Fruchtaufstriche werden üblicherweise mit Zitronensäure und Pektin hergestellt. Produkte aus dem Naturkostgeschäft und Reformhaus kommen meist mit weniger Zutaten und ohne Farb- und Konservierungsstoffe aus.

Brotaufstriche pikant

Bewertung	Lebensmittel						
★★	Bärlauch Brotaufstrich, Alnatura						×
★	Champignon Bio Pastete, Vitaquell (R)						
★	Champignon vegetabile Pastete, Tartex (R)				?		×
★	Champignon-Pastete, Bruno Fischer (N)						×
★★	Crema Picccante natur Bio, Vitaquell (R)					×	
★	Curry-Streichcreme, Bruno Fischer (N)						×
★	Delikatess vegetabile Pastete, Tartex (R)						×
★	Kürbiskernaufstrich, Rapunzel (N)				×		×
★★	Meerrettich-Streichcreme, Bruno Fischer (N)						
★★	Paprika-Nuss Brotaufstrich, Alnatura					×	
★	Rote Linse, Bruno Fischer (N)				×		×
★★	Tahin (Sesammus) mit/ohne Salz, Rapunzel (N)						
★	Tomabella, Tartex (R)				?		×
★★	Weißes Tahin (Sesammus) mit/ohne Salz, Rapunzel (N)						
★★	Würziger Brotaufstrich, Alnatura						
★★	Zwiebel-Schmalz, Alnatura						
★	Zwiebelschmelz, Bruno Fischer (N)				×		×

Brotaufstriche süß

Bewertung	Lebensmittel						
★	Belfrutta Konfitüre, div. Sorten, Zentis						
⚡	Belmandel, Zentis			×	×	×	
★★	Choco, Rapunzel (N)						
★	Crunchy Peanut Butter, Rapunzel (N)				?	×	
★★	Erdnussmus					×	
★	Frucht Pur, diverse Sorten, Allos (N)						
★	Fruchtaufstrich Erdbeere, Alnatura						
★	Fruchtaufstrich Sauerkirsche, Alnatura						
★★	Frucht-Auslese Berg-Aprikose, Allos (N)						
★	Frucht-Auslese Erdbeer mit Vanille, Allos (N)						×
★	Gelee nach Hausfrauenart, diverse Sorten, Schwartau						
★	Gourmet-Frühstück, diverse Sorten, Mövenpick						
★★	Haselnussmus, Bauck (N)					×	
★	Holsteiner Pflaumenmus, Schwartau	×					×
★	Konfitüre Extra, diverse Sorten, Schwartau						
★	Konfitüre, diverse Sorten, Bruno Fischer (N)						
⚡	Macadamia-Nuss-Creme Bio, Vitaquell (R)			×	×	×	
★★	Mandelmus weiß, Alnatura					×	
★★	Mandelmus, Rapunzel (N)					×	
★★	Mandeltraum, Rapunzel (N)					×	
⚡	Nusspli, Zentis			×	×	×	
⚡	Nutella, Ferrero			×	×	×	
★	Pflaumenmus, Bauck (N)						×
★	Salabim Nuss-Nougat-Creme, Bruno Fischer (N)			×		×	
★★	Weißes Mandelmus, Bauck (N)					×	
★★	Weißes Mandelmus, Rapunzel (N)					×	
★★	Zuckerrübensirup, Bauck (N)						

Unterwegs und zwischendurch

Wer häufig unterwegs ist, sollte immer einen kleinen Snack in der Tasche haben, um Hungerattacken abfangen zu können. Eine Imbissbude oder der Bäcker sind selten sinnvolle Alternativen. Wenn Kinder betroffen sind, ist es besonders wichtig, eine Kleinigkeit oder auch eine kleine Süßigkeit dabei zu haben. Oft bekommen Kinder etwas geschenkt, das wegen der Allergie abgelehnt werden muss. Damit die Enttäuschung über das entgangene Schleckerchen nicht zu groß ist, ist es gut wenn Vater oder Mutter eine geeignete Süßigkeit aus der Tasche zaubern.

Imbiss

Bewertung	Lebensmittel						
ϟ	Baguette mit gek. Schinken, Käse, Salatblatt, Tomate	×		×			×
ϟ	Big Mäc, McDonald's	×		×	?		×
ϟ	Bratwurst			?	?		?
ϟ	Cheeseburger	×		×	?		×
ϟ	Chicken McNuggets, McDonald's	×			?		×
ϟ	Croissant aus Blätterteig	×	×	×	?		
ϟ	Currywurst mit Curryketchup und Brötchen	×			?		×
ϟ	Fischmäc, McDonald's	×		×	?		×
ϟ	Fruchtschnitte Aprikosen, GranoVita (R)	×			?		×
ϟ	Fruchtschnitte Orange, Schneekoppe	×			?		
ϟ	Fruity Orange, Schwartau	×		×			
ϟ	Gemüse Mäc, McDonald's	×		×	?		×
ϟ	Hamburger, McDonald's	×		×	?		×
★	Mandel-Riegel, Alnatura	×				×	
ϟ	Milchschnitte, Ferrero	×	×	×	?		
ϟ	Pommes frites mit Ketchup	?			?		×
ϟ	Pommes frites mit Mayonnaise	?	×	?	?		×
ϟ	Sanddorn-Frucht-Riegel, Alnatura	×			?	×	

Bewertung	Lebensmittel						
⚡	Schinkenhörnchen aus Blätterteig	×	×	?	?		×
⚡	Schoko Muffin, McDonald's	×	×	×	?	?	
⚡	Wiener Würstchen mit Kartoffelsalat und Senf			?	?		×

Zum Knabbern

Bewertung	Lebensmittel						
★★★	Amaranth-Poppkorn, Allos (N)						
★★	Bananen-Chips, Allos						
★★	Bio Dinkel-Grissini, Schnitzer (N, R, V)	×					
★★	Bio Dinkel-Waffeln, Schnitzer (N, R, V)	×					
★★	Bio-Grissini, Bio-Wertkost	×					
★★★	Bio Kartoffel-Chips, Mayko (N)						
★	Chipsfrisch Peperoni, funny-frisch	×			?		
★★	Choko Disk Zartbitter, Byodo (N)						
★	Cracker Sesam, Alnatura	×		×			
★	Dinkel-Cräcker mit Sesam, Alnatura	×			×		
★★	Dinkel-Salzsticks, Alnatura	×					
★★	Erdnusskerne geröstet, Rapunzel (N)					×	
★★	Hirse-Vollkorn-Sesam-Cräcker, Werz (N, R, V)						
★★	Joko Disk, Byodo (N)			×			
★	Mais-Kräcker „Glutano", Hammermühle (R,V)				×		
★★	Reiskleie-Kräckerli, Werz (N, R, V)						
★★	Reis-Vollkorn-Sesam-Cräcker, Werz (N, R, V)						
★★	Reiswaffeln mit Amaranth/Mais/ Quinoa, Byodo (N)						
★★	Reiswaffeln mit/ohne Salz, Alnatura						
★★★	Reiswaffeln mit/ohne Salz, Byodo (N)						
★★	Schoko Reis Waffel, Alnatura			×			
★	Sticks, Mayka	×			×		
★★	Studentenfutter					×	

Für Kinder

Muttermilch ist die beste Nahrung für das Kind in den ersten sechs Lebensmonaten. Wenn eine Mutter nicht stillen kann oder möchte, kann sie ihr Kind mit industriell hergestellter Säuglingsnahrung ernähren. Diese Produkte kommen in ihrer Zusammensetzung der Muttermilch so nahe wie möglich. Die Hersteller bieten viele ganz unterschiedliche Produkte an. So ist auch Säuglingsnahrung für Kinder mit Allergien im Angebot, bei denen das Milcheiweiß stark aufgespalten ist und damit nicht mehr allergen wirken soll. Auch zur Vorbeugung einer Allergie gibt es spezielle Produkte. Bei diesen ist das Milcheiweiß nur leicht verändert. Sie sind an der Bezeichnung H.A. (für hypoallergen) zu erkennen. Natürlich ist auch ganz „normale“ Milch erhältlich.

Je nach dem, ob eine Allergie schon vorliegt oder nur ein begründetes Risiko besteht, sollte die Milch entsprechend ausgewählt werden. Wählen Sie die Milch nicht auf eigene Faust aus. Lassen Sie sich unbedingt vom Kinderarzt und/oder von einem Ernährungsberater beraten, der auf die Beratung bei Allergien spezialisiert ist.

Führen Sie die Beikost langsam und sorgfältig ein. Nach Möglichkeit stellen Sie Breie und Gemüse- oder Fleischmahlzeiten selbst her. So können Sie genau festlegen, was Ihr Kind bekommen soll. Bei fertiger Babynahrung sollten Sie auf die Zutatenliste achten. Es gibt inzwischen viele Breie oder Gläschen, die nur mit sehr wenigen Zutaten auskommen.

Für Kindergarten- und Schulkinder werden zahlreiche besondere „Kinderlebensmittel“ angeboten. Alle diese Produkte sind unnötig, denn Kinder brauchen keine speziellen Kekse, Milchprodukte oder Getränke. Die Kinderlebensmittel enthalten häufig viel Farbstoff, viel Aroma, viel Zucker und wenig wichtige Nährstoffe. Mit einfachen, naturbelassenen Lebensmitteln sind Kinder bestens versorgt.

Bewertung	Lebensmittel						
★	Abendbrei Apfel-Hafer-Vanille (ab 6. Monat), Martin Evers (N)	×			×		
★★★	Apfel mit Banane (nach 4. Monat), Alnatura						
★★★	Apfel mit Naturreis (nach 4. Monat), Alnatura						
★★★	Baby Apfel (ab 5. Monat), Martin Evers (N)						
★★★	Baby-Birne (ab 5. Monat), Martin Evers (N)						
★★★	Baby-Brokkoli (ab 5. Monat), Martin Evers (N)						
★★	Baby-Gemüse ohne Karotten (ab 5. Monat), Martin Evers (N)						
★★	Bio-Getreide-Brei Dinkel-Banane, Hipp	×					
★★★	Bio-Hirsebrei (nach 4. Monat), Holle (N)						
★★★	Bio-Reisschleim (nach 4. Monat), Holle (N)						
★★★	Birne fein (nach 4. Monat), Alnatura						
★★	Birne und Apfel mit Haferflocken (nach 4. Monat), Alnatura	×					
★★★	Blumenkohl mit Kartoffeln (nach 4. Monat), Alnatura						
★★★	Blumenkohl mit Kartoffeln (nach 4. Monat), Hipp						
★★	Dinkel Vollkornbrei (nach 4. Monat), Runge (N)	×					
★★	Dinkelbrei (nach 4. Monat), Alnatura	×					
★★★	Früh-Karotten mit Kartoffeln (nach 4. Monat), Hipp						
★★	Gartenfrüchte (ab 6. Monat), Alete						
★★★	Hirse Vollkornbrei (nach 4. Monat), Runge (N)						
★★★	Hirse-Brei, Alnatura						
★★★	Karotten mit Apfel (nach 4. Monat), Holle (N)						
★★★	Karotten mit Kartoffeln (nach 4. Monat), Alnatura						

Bewertung	Lebensmittel						
★★	Karotten mit Kartoffeln und Bio-Rind (nach 4. Monat), Hipp						
★★★	Karotten mit Mais (nach 4. Monat), Alnatura						
★★★	Karotten mit Mais (nach 4. Monat), Hipp						
★★	Karotten, Kartoffeln mit Huhn (nach 4. Monat), Holle (N)						
★★	Karottencreme mit Hühnchen (ab 5. Monat), Martin Evers (N)						×
★★★	Kürbis mit Reis (nach 4. Monat), Alnatura						
★★★	Kürbis mit Reis (nach 4. Monat), Hipp						
★★	Kürbis mit Reis und Huhn (ab 8. Monat), Alnatura						
★★★	Kürbiscreme (ab 5. Monat), Martin Evers (N)						
★★	Kürbisgemüse (nach 4. Monat), Alete				?		
⚡	Kürbisgemüse mit Butterkartoffeln (nach 4. Monat), Hipp			×			
⚡	Milchbrei Banane (nach 4. Monat), Alete			×	?		
⚡	Milchbrei Banane mit Milchreis (ab 8. Monat), Alete	?		×	?		
⚡	Milchbrei Mehrkorn (ab 6. Monat), Alete	×		×	?		
★★★	Pastinake fein (nach 4. Monat), Alnatura						
★★	Pastinake mit Reis und Putenfleisch (nach 4. Monat), Alnatura						
★★★	Pastinakencreme (ab 5. Monat), Martin Evers (N)						
★★★	Reisbrei Apfel-Birne, Alnatura						
★★★	Reisflocken, Hipp						
★★	Sonnengemüse (ab 6. Monat), Alete				?		
★★★	Spinat mit Reis (nach 4. Monat), Holle (N)						
★★	Williams-Christ-Birnen (nach 4. Monat), Hipp						
★	Zartes Buttergemüse (ab 6. Monat), Alete			×			
★★	Zartes Gartengemüse (nach 4. Monat), Alete				?		

Außer Haus essen

Gelegenheiten, bei denen Sie Ihr Essen nicht selbst zubereiten, stellen immer ein gewisses Risiko dar. Denn Sie können nicht wirklich selbst kontrollieren, was Sie im Detail zu sich nehmen. Je nach Ausprägung der Allergie bzw. der eigenen Empfindlichkeit wird man mit mehr oder weniger Zuversicht und Gelassenheit in solche Situationen gehen können. Geht es um ein oder zwei wirklich herausragende Allergene wie etwa um Haselnüsse oder Hühnerei, so kann man möglicherweise danach fragen und sich garantieren lassen, dass sie nicht in den gewählten Gerichten verwendet wurden oder – falls doch – entsprechend anders auswählen. Schwieriger ist es sicher für Menschen, die auf viele Nahrungsmittel mit Unverträglichkeit reagieren. Wer das Pech hat, gleichzeitig beispielsweise Kuhmilch, Hühnerei, Weizen, Nüsse und Soja nicht zu vertragen, der muss schon sehr genau nachfragen und nach seiner Lösung suchen.

Ausgehen trotz „Extra-Wurst"

Eines aber sollte immer versucht werden: Schließen Sie sich oder Ihr Kind nicht aus. Gemeinsam zu essen hat vielerlei Werte und dient nicht nur der Sättigung. Dabei sein zu können, auch wenn man seine „Extra-Wurst" braucht, hat für Erwachsene wie für Kinder eine besondere Bedeutung. Da lohnt sich das Verhandeln mit dem Koch oder der Köchin. Wo das nicht geht, lohnt sich der Aufwand, das Essen selbst mitzubringen. Es ist immer eine Frage des Abwägens zwischen dem Wunsch, sich auch mal mitversorgen zu lassen und der nicht unberechtigten Angst vor der Gefahr, sich wieder einmal tagelang mit dem Juckreiz der Haut quälen zu müssen. Wer sich bei Ausnahmesituationen gelassen an den fertig gedeckten Tisch setzen kann, weil er weiß, dass er sich keine großen Sorgen um den nächsten Tag machen muss, der sollte solche Gelegenheiten nutzen und genießen. In einer Phase der selbstdiagnostischen Beobachtung mit einem eingeschränkten allergen- und reizstoffarmen Ernährungsprogramm sollten Sie solche Ausnahmen jedoch meiden, sonst werden die Ergebnisse unklar.

Die Einladung zum Essen

Sind Freunde und gute Bekannte Ihre Gastgeber, so sollten Sie ihnen schon bei der Einladung von Ihrer veränderten Ernährungsweise erzählen – falls das nicht schon bekannt ist. Fragen Sie einfach, was geplant ist und erklären Sie, warum es wichtig für Sie ist, das zu wissen. Dramatisieren Sie nicht, sondern klären Sie auf und bieten Hilfe an. Wer will schon, dass Sie sich bei ihm krank essen? Wenn es z.B. um ein kaltes Abendessen mit Brot geht und Sie Weizen nicht vertragen, bieten Sie an, dass Sie Ihr eigenes Brot mitbringen. Bei einer Allergie gegen Soja oder Gewürze könnten Brotauflagen oder Aufstriche ein Problem werden. Bringen Sie einfach zwei bis drei Ihrer selbst hergestellten oder gekauften und für Sie verträglichen Beläge und Aufstriche mit. Mancher Gastgeber wird Sie vielleicht bitten, geeignete Produkte zu nennen, damit er sie für Sie beschaffen kann.

Wenn Sie selbst Gäste haben, ist es durchaus möglich, für alle das gleiche Essen auf den Tisch zu bringen. Eventuell werden Sie für Ihre Gäste hier und da Verfeinerungen vornehmen, die Sie für sich oder den Patienten dann auslassen. Vielleicht kochen Sie zwei Beilagen, zwei Gemüse- oder zwei Fleischsorten und beschränken sich selbst auf die eine für Sie verträgliche Sorte. Machen Sie den anderen Teilnehmern bei Tisch deutlich, dass man Sie bzw. den Patienten nicht bemitleiden muss, sondern Sie oder er im Moment etwas beachten, das hilft, gesünder zu werden und sich wieder wohler zu fühlen. Je sicherer und selbstverständlicher Sie damit umgehen, um so selbstverständlicher wird es auch für die anderen sein. Und wenn ein wenig Bewunderung ausgedrückt wird, schadet das ja auch keinem. Das Essen, besonders das gemeinsame Essen, sollte für alle etwas Normales sein. Eine Einladung zum gemeinsamen Kochen und Essen kann übrigens wahre Wunder bewirken. Oft sind die „Normalesser" anschließend überrascht, wie einfach eine möglichst naturbelassene Küche ist und wie gut sie schmeckt.

Bei Festen und Feiern

Auch für Neurodermitispatienten ist bei Festen und Feiern das Besondere am Essen wichtig. So gehört zu Weihnachten oder Silvester für manche das Fondue, damit das Fest seinen typischen Charakter bekommt. Bei einem Sommerausflug bildet vielleicht das gemeinsame Picknick den Höhepunkt. Selbst für die Ostereier lässt sich Ersatz finden: Es gibt schöne bunte Blecheier, die man mit Kleinigkeiten (verträglichen Süßigkeiten oder kleinen Spielsachen) füllen kann. Diese lassen sich im Garten, in der Wohnung, auf dem Balkon oder im Nest genau so verstecken und suchen, wie die üblichen bunt gefärbten. Ob bei der Geburtstagsparty oder dem Kindergeburtstag, immer muss es darum gehen, dass auch derjenige, der an Neurodermitis erkrankt ist, etwas passendes finden kann. Kinder müssen natürlich wissen, wo sie bedenkenlos zugreifen können. Je nach Alter kann man die einzelnen Häppchen und Bestandteile des gedeckten Tisches benennen oder z.B. mit einem bunten Picker kennzeichnen. Dann sehen schon die Kleinsten, immer wenn ein grünes Fähnchen auf dem Teller ist, bedeutet das, dass auch sie zugreifen können. So schützen Sie Betroffene vor dem Gefühl, als Außenseiter bei jedem Bissen fragen zu müssen, ob er das wohl verträgt und Sie können sich trotzdem sicher fühlen, dass keine vermeidbaren Fehler mit unangenehmen Folgen passieren. Gleichgültig, ob Sie selbst oder andere das Festessen ausrichten oder zur Feier einladen, gleichgültig auch, ob es leger, rustikal oder feiner zugehen soll, immer bieten solche Gelegenheiten durch die sowieso gewünschte und angebotene Vielfalt an Essbarem auch die Gelegenheit zur geeigneten Auswahl für den vorsichtigen Neurodermitis-Patienten. Gestalten Sie die Mahlzeiten mit und bieten Sie unauffällig Hilfe an.

Fondue

Bereiten Sie eine Fleischbrühe aus einer verträglichen Fleischsorte (evtl. plus Lauch und Möhren) zu, die Sie mit wenig Salz würzen. Gießen Sie die fertige Brühe durch ein feines Sieb. In einem Fonduegeschirr lassen sich in dieser Brühe nun die verschiedensten Dinge bei einem gemütlichen Essen mit Freunden oder Verwandten garen. Dünn geschnittene Fleischscheiben (nur verträgliche Fleischsorten!), Champignons, Lauch, blanchierte Streifen von Möhren, Kohlrabi, Rosenkohl oder Blumenkohlröschen lassen sich in der simmernden Brühe auf dem Rechaud garen. Reichen Sie Reis, Kartoffeln, Brot, Lauch- oder Schnittlauchbutter und verschiedene Dips dazu.

Tipp: Reste eines solchen Fondues lassen sich am nächsten Tag zu einer hervorragenden Gemüsesuppe mit Fleischeinlage, zu einer Fleisch-Gemüse-Reis-Pfanne oder einem Gemüse-Fleisch-Ragout zu Kartoffeln verwerten.

Der Restaurantbesuch

Viele Neurodermitis-Patienten haben ihre Lust auf Restaurantbesuche verloren, wenn sie zahlreiche Allergene konsequent meiden. Ein Restaurantbesuch kann jedoch auch zum positiven Erlebnis werden. Vielleicht kann folgende Erfahrung eines erwachsenen Patienten des Therapiezentrums Schwelmer Modell ein wenig Mut machen. In einem Interview wurde er gefragt, ob es für ihn als Pfarrer nicht schrecklich wäre, von Gemeindemitgliedern oder auch bei anderen offiziellen Gelegenheiten in Restaurants eingeladen zu werden und dann absagen zu müssen oder seine persönlichen Ernährungsrichtlinien aufzugeben. Er antwortete, dass er niemals eine Einladung wegen seiner Diät absagen würde. Im Gegenteil hätte er gelernt, sich auf diese Gelegenheiten besonders zu freuen. Er verlange immer den Chefkoch zu sprechen. Diesem würde er dann sagen, was er gut vertragen könne, und seine Erfahrung sei, dass dieser seinen ganz besonderen Ehrgeiz darauf verwende, für ihn, den schwierigen Gast, ein richtig leckeres und besonderes Mahl zuzubereiten. So hätte er schon viele gute Ideen für seine eigene Küche aus solchen Restaurantbesuchen gewinnen können, und schon mancher andere Gast sei neidisch auf ihn geworden.

Selbstsicher auftreten

Je selbstsicherer Sie mit dem Restaurantpersonal oder dem Koch reden, desto unproblematischer wird es für alle Beteiligten sein. Seien Sie also nicht ängstlich oder empfinden sich nicht als Zumutung für die anderen. Klären Sie auf und weisen Sie den Weg, wie es für Sie und das Küchenpersonal gut gehen kann. Wenn Sie schon vorher wissen, dass Sie einen Restaurantbesuch planen, kommt es dem Koch entgegen, wenn Sie ein bis zwei Tage vorher bereits mit ihm sprechen und Ihre Ernährungswünsche und die Möglichkeiten der Küche abklären. Im Notfall können Sie auch dann schon prüfen, ob es gewünscht und hilfreich ist, wenn Sie spezielle Nahrungsmittel (etwa Maisnudeln oder Hirse als Beilage) mitbringen. Zugegeben, die Vorbereitung kostet Zeit, aber es lohnt sich. Der Vorteil des gemeinsamen Ausgehens macht die Mühe des Vordenkens und Besprechens meist wieder wett. Sollten Sie aber einmal zu skeptisch sein, ob ein Restaurant auf Ihre Wünsche eingehen kann und dieses Risiko nicht eingehen wollen, so ist es immer möglich, etwas selbst Zubereitetes mitzunehmen und dann in der Restaurantküche erwärmen zu lassen. Klären Sie dies aber am besten bereits vor dem Restaurantbesuch ab, damit die Mahlzeit nicht mit Diskussionen und langwierigen Erklärungen beginnen muss.

Essen in Kindergarten, Schule und Büro

Für die Frühstückspausen nimmt sich der Neurodermitiker seine „Wegzehrung“ in der Regel mit, so wie es andere auch tun. Problematisch wird es mit den Mittagsmahlzeiten, die es entweder vom Lieferservice oder aus der Kantine gibt. Die Selbstversorgung ist immer die einfachste Variante.

Selbstversorung

Ein verträgliches und schmackhaftes Mittagessen haben Sie jederzeit, wenn Sie am Abend vorher eine warme Mahlzeit frisch zubereiten. Kochen Sie dabei so viel, dass eine ausreichend große Portion für den nächsten Mittag übrig bleibt. Diese lässt sich mitnehmen und meist vor Ort erwärmen. Mit ein paar frischen Gemüse- oder Obststückchen lässt sich die Mahlzeit vitaminmäßig aufpeppen.

Kindergarten und Schule

Essen betroffene Kinder außer Haus, dann kann es hilfreich sein, sich den Wochenspeiseplan vorher anzusehen und bei den mitgebrachten Mahlzeiten ein ähnliches Angebot zu machen. So muss ein Kind in Kindergarten oder Schule nicht zuschauen, wenn die anderen den geliebten Pfannkuchen bekommen, und es selbst soll an diesem Tag vielleicht einen

Eintopf essen. Es könnte ebenso seine verträglichen Pfannkuchen haben, und der Unterschied fällt vielleicht gar nicht so auf. Oft sind die gesunden Kinder neugierig auf das „Allergiker-Essen“ und nicht selten würden sie es gerne selbst probieren oder essen es den Patienten-Kindern sogar weg, weil es ihnen auch schmeckt!

Nicht nur belegte Brote

- Belegen Sie Brote nicht schon am Abend. Nehmen Sie Brot und Belag getrennt mit. Beides bleibt in Frischhaltefolie oder einer gut schließbaren Dose frisch. Auch für Ihr Kind sollten Sie das Brot erst am Morgen belegen.
- Peppen Sie die Brote mit Radieschen, Paprikastreifen, Kresse oder Gurkenscheiben auf. Vorausgesetzt natürlich, es wird vertragen.
- Kinder freuen sich auch mal über einen süßen Brotaufstrich, oder ein Butterbrot mit Bananenscheiben.
- Probieren Sie Gemüsesticks mit einem selbstgemachten Dip (z.B. aus Avocado oder wenn möglich auf Quark-Basis).
- Salat lässt sich gut mitnehmen. Im Kühlschrank aufbewahren. Mischen Sie Dressing und Salat erst kurz vor dem Verzehr.

Bei Koch- und Backaktionen in Schule und Kindergarten lassen sich immer Vorschläge unterbreiten, die problemlos von allen Kindern gemeinsam gegessen werden können. Ein gesundes Frühstück mit Müsli und Obst lässt sich auf das betroffene Kind abstimmen und verträgliche Brötchen oder Waffeln für alle kann man zumindest zu einem Teil für das betroffene Kind passend herstellen. Es stärkt das erkrankte Kind, wenn es spürt, dass andere auch mal von seinen Sachen essen und es ihnen schmeckt. In solchen Fällen müssen Eltern oder Großeltern das Kindergartenpersonal oder die Lehrkraft unterstützen und evtl. Zutaten beisteuern. Für Ersatz mit vergleichbarem Wert zu sorgen, ist besonders bei

Kindern wichtig. Jeder braucht auch mal sein Leckerchen. Es fordert Fantasie, aber es ist immer möglich. Solche Süßigkeiten können selbst zubereitetes Konfekt, Gebäck oder auch gekaufte Leckereien wie getrocknete Mangostreifen oder Rosinen sein. So wie Sie keinem Kind Schokolade in Unmengen geben würden, müssen Sie auch bei solchen Süßigkeiten dafür sorgen, dass sie nicht durch Übermaß ihren besonderen Wert verlieren. Es ist hilfreich, wenn Sie bei den Großeltern oder im Kindergarten einen kleinen Vorrat an verträglichen Süßigkeiten anlegen.

Im Urlaub

Bei einem Urlaub in der Ferienwohnung mit Selbstversorgung entstehen selten Probleme. Im Hotel kann es schon schwieriger werden, seine Ernährungsregeln einzuhalten. Bei Buffets ist die Auswahl meist so groß, dass fast jeder fündig wird. Werden Menüs und Tellergerichte angeboten, dann sollte man das Gespräch mit dem Koch suchen. Die Entspannung im Urlaub und ein positiver Einfluss des veränderten Klimas tragen nicht selten zur Beruhigung des Immunsystems bei. Möglicherweise nimmt während des Urlaubs die Allergiebereitschaft ab. Vielleicht müssen Sie im Urlaub nicht so vorsichtig sein, wie im eher stressigen Alltag. Manchmal können nach einigen Urlaubstagen behutsame Versuche zur Erprobung der Grenzen gemacht werden. Garantien für eine solche verbesserte Toleranz des Immunsystems gibt es jedoch nicht. Wenn Sie auf besondere Grundnahrungsmittel angewiesen sind, dann ist es sinnvoll, diese in ausreichender Menge mitzunehmen. Nichts ist ärgerlicher, als sich ausgerechnet in der schönsten Zeit des Jahres mit Juckreiz und Hautekzemen zu quälen. Andererseits kann gerade der positive Urlaubseffekt bis in den Alltag zu Hause nachwirken und noch eine Weile Erleichterung bedeuten. Die Mühe lohnt sich!

Selbst kochen

Der Neurodermitis- und Allergie-Patient ist darauf angewiesen, wirklich zu wissen, was sich in seiner Nahrung versteckt. Raffinierte Zubereitungen und lebensmitteltechnologische Tricks gestalten die Restaurantküche ebenso risikoreich wie Fertig- und Halbfertigprodukte. Wer sich auf eine möglichst naturbelassene, gesundheitsbewusste und nährstoffreiche Ernährungsweise einstellen will, kann über diese Errungenschaften nicht nur glücklich sein. Für Menschen, die an Nahrungsmittelallergien und allergieähnlichen Unverträglichkeiten leiden, stellt diese Entwicklung sicherlich keinen Segen dar.

Auch Menschen mit Neurodermitis soll Essen Lust bereiten und Freude machen. Die Gestaltung des äußeren Rahmens der Mahlzeiten trägt viel zum Erleben eines Essens bei. Decken Sie den Tisch nett, stellen Sie Kerzen auf, und sorgen Sie für eine entspannte Stimmung und Atmosphäre. Essen ist und bleibt eines der wichtigsten Dinge unseres Lebens und sollte nie in Eile oder gar im Vorbeigehen stattfinden. Der Genuss steigt, wenn eine Mahlzeit in Gesellschaft mit Menschen, die uns lieb und wichtig sind, genossen werden kann. Die Freude steigt auch, wenn wir unterschiedliche Mahlzeiten unterschiedlich gestalten. Das Picknick ist etwas anderes als das Weihnachtsmahl und die rasche Sättigung auf einer Autofahrt hat eine andere Bedeutung als der Kindergeburtstag. Sorgen Sie auch im Alltag wenigstens für eine entspannte Mahlzeit am Tag.

Am besten selbst gekocht

Auch wenn es zunächst nach großem Aufwand und viel Unbequemlichkeit aussieht, wer an Neurodermitis und Nahrungsmittelallergien leidet, sollte sämtliche Speisen weitest gehend selbst herstellen. Kaufen Sie Ihre Lebensmittel bewusst und von einer sicheren Quelle: Suchen Sie den Metzger und den Bauer, dem Sie vertrauen können, dass die bei ihm gekauften Produkte von guter Qualität sind.

Möglicherweise ist auch eine geschmackliche Umstellung erforderlich. Aber: ohne die Bereitschaft, sich wieder mehr Gedanken um seine Ernährung zu machen und sich auf ein neues „Geschmackserleben" einzulassen, geht es nicht. Es kann auch ein Gewinn sein! Nicht nur die bessere Übersicht über das, was man zu sich nimmt und die damit verbundene Sicherheit kommen dem Patienten zugute, sondern auch ein viel feinerer Geschmackssinn geht damit einher. Er schmeckt (wieder), dass Möhren vom Bauernhof anders, süßer, mehr nach Möhre schmecken als Möhren aus der Dose oder aus dem Supermarkt.

Roh oder gekocht

Die meisten Getreide-, Gemüse- und Obstsorten sind gegart weniger allergen und damit besser verträglich als im rohen Zustand. Eine gedünstete Möhre ist für den Allergiker oder Pseudoallergiker also etwas anderes als ein roher Möhrensalat. Wer ein Lebensmittel vorsichtig ausprobieren möchte, sollte es zunächst garen. Erst wenn es so gut vertragen wird, kann man sich an die rohe Variante wagen. Auch wenn eine Allergie vorliegt, empfiehlt sich eine gesunde und abwechslungsreiche Ernährungsweise. Damit die Vitamin- und Mineralstoffbilanz stimmt, sollten täglich fünf Portionen Obst und Gemüse auf dem Speiseplan stehen. Optimal ist es, wenn ein Drittel davon roh verzehrt werden kann.

Fünfmal Obst und Gemüse – so geht's

Frühstück mit Obst, Mittag- und Abendessen mit Gemüse oder Salat und zwei Zwischenmahlzeiten mit Obst. Idealerweise wird das Obst mit verträglichen Milchprodukten (Quark, Jogurt oder Milch) kombiniert, besonders beim Frühstück, wenn es außer Obst auch noch Getreide enthält. So erhalten Sie eine optimale Nährstoffkombination.

Da viele Vitamine sehr hitzeempfindlich sind, ist der regelmäßige Verzehr von rohem Obst und Gemüse wünschenswert. Aber es muss auch verträglich sein. Lebensmittel, die roh vertragen werden, sollten (in angemessener Menge) auf jeden Fall roh verzehrt werden. Alle anderen Sorten garen Sie am besten. Dünsten Sie Gemüse oder Obst schonend in wenig Wasser, damit es noch Biss hat. Das ist besser, als die Vitaminlieferanten in viel Wasser weich zu kochen. Schütten Sie das Dünstwasser nicht weg, sondern sammeln Sie es im Kühlschrank. Es lässt sich prima für (Salat-)Soßen, Suppen oder als Würzmittel verwenden.

Bevorzugen Sie Vollkorn

Bei der Getreideauswahl richten Sie sich natürlich danach, was Sie vertragen. Wählen Sie von den verträglichen Sorten bevorzugt die Vollkornvariante. Als ganzes Korn gekauft, sachgerecht gelagert und (am besten auf der eigenen Mühle) frisch vermahlen, wenn man es benötigt, ist die gesündeste Form, Getreide zu sich zu nehmen. Auszugsmehle enthalten fast nur noch Kohlenhydrate aus dem Mehlkörper, sind aber arm an Mineralstoffen, Eiweiß und Vitaminen. Natürlich haben Vollkornprodukte auch mehr Eigengeschmack. Manche Menschen vertragen rohes Getreide nicht oder nicht gut. Vom Frischkornbrei bekommen Sie Darmkrämpfe oder

Bauchschmerzen und fühlen sich nicht wohl. Wer möchte, kann es so ausprobieren: Übergießen Sie das geschrotete Getreide mit kochendem Wasser, lassen es dann über Nacht oder für einige Stunden weichen und verarbeiten es dann weiter. Alle Getreideprodukte wie Flocken, Mehl oder Schrot, die Sie als abgepackte Ware kaufen, sollten Sie hinsichtlich des Haltbarkeitsdatums überprüfen. Eine lange Haltbarkeit ist ein sicheres Zeichen dafür, dass der Keimling des Getreidekorns entfernt wurde. Seine wertvollen und empfindlichen Fette würden die Produkte relativ schnell (in etwa vier bis acht Wochen) ranzig werden lassen und damit den Geschmack verderben. Wenn Sie also „echte" Vollkornprodukte haben wollen und damit auf die wertvollen Inhaltsstoffe nicht verzichten möchten (was auf jeden Fall empfehlenswert ist), so bleibt Ihnen nur der Einkauf des Getreides als

Schnelle Brötchen

1 ½ TL Salz in 300 ml Wasser (lauwarm) auflösen, ½ Würfel frische Hefe zerbröckeln und ebenfalls im Wasser auflösen. 500 g Weizenvollkornmehl mit 50 g gehackten Mandeln mischen. Mehl, Flüssgkeit und 75 g Sauerrahmbutter mit dem Knethaken des Handrührgerätes zu einem geschmeidigen Teig verkneten. Aus dem Teig Brötchen formen und auf ein gefettetes Backblech setzen. Brötchen mit einem Tuch abdecken und bei Zimmertemperatur etwa 20 Minuten gehen lassen. Im vorgeheizten Backofen bei 220 °C etwa 25 bis 35 Minuten backen.

Tipps:
- Die Brötchen werden knuspriger, wenn Sie von Beginn der Backzeit an eine kleine feuerfeste Schale mit Wasser auf den Boden des Backofens stellen.
- Dieses Rezept lässt sich mit Dinkelmehl oder einer Mischung mit mindestens 350 g Weizen oder Dinkel und 150 g einer anderen Mehlsorte (z.B. Hirse oder Buchweizen) variieren.

Korn, das Sie dann auf der eigenen Mühle zu Flocken, Schrot oder Mehl zerkleinern. Wenn Sie keine eigene Mühle besitzen und (zunächst) keine anschaffen möchten, dann können Sie das Getreide im Reformhaus oder Naturkostgeschäft mahlen lassen.

Hirse, Quinoa & Co.

Hirse und die Körnerfrucht Quinoa (kein Getreide, aber ähnlich zu verwenden) sind glutenfrei, eiweißreich, enthalten viel Eisen und lassen sich sehr vielseitig zubereiten. Dabei ist Quinoa (so wie auch Amaranth) besonders kalziumreich. Am besten gelingt die Zubereitung so: Messen Sie die gewünschte Menge in einer Tasse ab, bringen Sie dann die doppelte Menge Wasser in einem Topf zum Kochen. Waschen Sie die Körner unter sehr heißem (durchaus auch kochendem) Wasser gründlich ab. So verliert Hirse den oft als unangenehm empfundenen bitteren und Quinoa den leicht seifigen Geschmack. Anschließend geben Sie die abgespülten und abgetropften Körner in das kochende Wasser, verteilen sie im Topf, legen den Deckel wieder auf und lassen das Ganze (ohne umzurühren) auf sehr kleiner Stufe etwa 20 Minuten ausquellen. Die Flüssigkeit ist dann vollständig aufgesogen und Sie können die Körner für herzhafte oder süße Gerichte verwenden. In gut verschlossenen Gefäßen lässt sich beides abgekühlt mehrere Tage im Kühlschrank aufbewahren. Sollten Sie eher eine breiige Konsistenz wünschen, nehmen Sie statt der doppelten die 2,5- bis 3fache Menge Kochwasser. Die Quellzeit verlängert sich dann auf etwa 30 Minuten.

Buchweizen – ein glutenfreies Pseudogetreide – enthält reichlich Lysin. Das ist eine Aminosäure, die in anderen Getreiden oft nur sehr wenig vorhanden ist, für den Menschen aber essenziell ist. Buchweizen gibt es als ganzes Korn, Kleinkorn (Grütze), Mehl, Flocken oder Pops. Die Grütze

Glutenfreie Waffeln

Grieß-Waffeln

2 Tassen Wasser mit ½ TL Salz zum Kochen bringen. 1 Tasse feinen Maisgrieß (Polenta) unterrühren, 5 Minuten unter Rühren kochen und danach 5 Minuten ausquellen lassen. (Die Konsistenz sollte eher krümelig trocken sein.) Fetten Sie das Waffeleisen gut ein, wählen Sie eine mittlere Heizstufe. Drücken Sie den Grießteig in das Waffeleisen und backen Sie die Waffeln 5–7 Minuten, ohne das Eisen zu öffnen.

Tipps:

- Wenn sich die Waffel beim Öffnen am Ende in eine obere und eine untere Hälfte aufteilt, so ist die Temperatur zu hoch und die Zeit zu kurz.
- Belegen Sie die Waffeln wie eine Scheibe Brot.
- Sie können auch z.B. mit einem Püree aus Trockenfrüchten eine süße Variante herstellen. Weichen Sie dazu eine kleine Menge Trockenfrüchte ein, pürieren Sie die eingeweichten Früchte und geben Sie das Püree unter den ausgequollenen Grießteig.
- Dieses Rezept können Sie genauso mit gegarter Hirse oder Quinoa backen (siehe auch Seite 86).

Kartoffelwaffeln

600 g Kartoffeln schälen, kochen und noch heiß durch die Kartoffelpresse drücken. Den Kartoffelschnee abkühlen lassen und dann mit 100 g Kartoffelmehl oder -stärke, ½ TL Salz und 4–5 EL Pflanzenöl zu einem glatten Teig verkneten. Eine kleine Teigportion in ein gefettetes Waffeleisen geben und in ca. 4–5 Minuten bei mittlerer Hitze backen.

Tipp: Solche Waffeln schmecken am besten frisch. Damit Sie nicht immer wieder neu produzieren müssen, können Sie größere Mengen backen und die Waffeln einzeln verpackt (Gefrierbeutel) einfrieren. Im Toaster lassen sie sich auftauen und stehen in wenigen Minuten zur Verfügung.

kann man ausquellen lässen und wie eine Beilage verwenden. Flocken und Pops eignen sich für das Müsli. Das ebenfalls glutenfreie Pseudogetreide Amaranth gibt es als Mehl oder auch als Pops zu kaufen. Es ist besonders reich an hochwertigen Eiweißen und eignet sich für breiige Grundlagen. Die Pops sind eine gute Müsliergänzung.

Verzichten Sie mal auf Süßes

Wenn Sie für zwei bis drei Wochen auf jegliche gesüßte Nahrung verzichten, wird sich Ihr Süßempfinden deutlich verändern. Auch wenn es schwerfällt, meiden Sie in dieser Zeit Kuchen, Desserts, Süßigkeiten und Schokolade. Beginnen Sie dann mit sparsam gesüßten Süßspeisen, süßen Aufstrichen und Kuchen, die mit Ihren ausgewählten, verträglichen Obstsorten (evtl. auch als Trockenobst) zubereitet wurden. Sie werden spüren, dass diese neue Süße Ihnen völlig ausreichend und angenehm erscheint. Die Zunge ist sensibler geworden und schmeckt feiner, und sie werden die unterschiedlichen „Süßen" geschmacklich unterscheiden können und ihren Wert schätzen lernen. Ganz ähnlich wird es Ihnen mit den Gewürzen gehen. Viele Menschen sind es gewöhnt, z.B. jedes Fleisch sehr pfeffrig zu würzen. Das geht immer auf Kosten des Eigengeschmacks der einzelnen Fleischarten. Wer sich der Umstellung unterzieht, wird auch in dieser Hinsicht schon bald wieder viel deutlicher geschmacklich unterscheiden können. Dasselbe gilt auch für die Feinheit des Geschmacks von Gemüsen. Wenn immerzu die gleichen Gewürze oder Gewürzmischungen verwendet werden, dann bekommt das Essen leicht einen Einheitsgeschmack.

Ideen für allergen- und reizstoffarme Hauptmahlzeiten

Frühstück

- gegarte Hirse oder Quinoa mit verträglichem Obst und Quark oder Jogurt,
- ungezuckerte Cornflakes oder Getreideflocken mit Obst und Milch (verträglicher Art),
- eingeweichter Frischkornbrei aus verträglichem Getreide mit Obst und verträglichem Milchprodukt,
- Brot, Brötchen oder herzhafte Waffeln aus verträglicher Mehlsorte mit selbst hergestelltem Frucht-, Gemüse- oder Fleischaufstrich, aufgeschnittenem Braten oder einer verträglichen Käsesorte.

Mittag- oder Abendessen

- gedünstetes Gemüse, Getreidebratling und Kartoffeln,
- Reis, Hirse oder Quinoa gegart mit Gemüse, Fleisch (oder Fisch) und evtl. einer Soße aus dem Gemüsedünstwasser mit einer verträglichen Mehlsorte in Butter angeschwitzt,
- verträgliche Nudeln, mit leicht vorgegartem Gemüse in eine Auflaufform geschichtet, mit angeschmortem Hackfleisch (oder Fischwürfeln) überdeckt und mit einer Soße, Käse oder Butterflöckchen belegt und als Auflauf überbacken,
- Blattsalate oder Gemüse-Rohkost als Beilage zu allen Kombinationen,
- bissfest gegarte Gemüse als Salat angemacht mit Nudeln oder Bratkartoffeln,
- Getreide-Gemüse-Pfanne mit oder ohne Fleisch, mit oder ohne Käse überbacken,
- Gemüseeintopf oder -suppe mit Kartoffel-, Nudel- oder Getreideeinlage evtl. mit kleinen Fleischstückchen oder -bällchen.

Brotaufstriche selbst gemacht

Süß

Pürieren Sie je eine frische, verträgliche Obstsorte (z.B. Banane, süßer Apfel oder Birne, reife Aprikose, reife Mango) und fügen Sie eine für einige Stunden eingeweichte Trockenobstsorte (Birne, Rosinen, Aprikosen, Pflaumen) hinzu. Das Püree vermengen Sie dann mit einer Tasse weicher Sauerrahmbutter und einer Tasse fein gemahlenen Mandeln, Cashewkernen oder Sonnenblumenkernen. Geben Sie eventuell noch etwas Kakao- oder Carobpulver hinzu, kneten alles noch einmal gründlich durch und stellen es kühl.

Herzhaft

Pürieren Sie verträgliches gegartes Gemüse (gute Resteverwertung) oder auch gegarte Hülsenfrüchte (Linsen, Erbsen, Kichererbsen) eventuell mit einem Fleischrest. Geben Sie dann die gleiche Menge weiche Sauerrahmbutter hinzu und kneten alles gemeinsam noch einmal durch. Experimentieren Sie mit Kombinationen oder verwenden Sie auch mal nur eine Sorte. Sie werden erstaunt sein, wie gut es schmeckt (besondere Empfehlung: Porreebutter).

Im Schraubdeckelglas halten sich die Aufstriche im Kühlschrank etwa acht bis zehn Tage, wenn sie nicht zwischendurch immer wieder lange auf dem Tisch stehen bleiben.

Tipps für Salatsoßen

Vermengen Sie das gewählte Öl mit etwas selbst gepresstem Apfelsaft, Gemüsedünstwasser und evtl. mit Jogurt oder Milch (verträgliche Sorte!). Schlagen Sie die Soße mit einem Schneebesen kräftig auf und würzen sie mit Salz, verträglichen Kräutern wie Schnittlauch, glatter Petersilie oder frischer Pfefferminze und eventuell Würzhefeflocken.

Lassen Sie sich ein

Wenn Sie sich auf die erforderlichen Umstellungen einlassen und sich Anregungen für Rezepte besorgen, Ihre Kreativität spielen lassen und zum Experiment bereit sind, werden Sie schnell feststellen, dass die einfache Küche auch für den Allergiker eine schnelle Küche sein kann. Man kann immer schnelle Mahlzeiten zaubern oder auch viel Aufwand betreiben, alles zu seiner Zeit und zur Gelegenheit passend. Für das gute Gelingen des gesamten Unternehmens ist Ihre Einstellung als Koch oder Köchin ebenso bedeutsam wie die Einstellung des Patienten beim Probieren und Essen. Bei Einkäufen werden Sie lernen, sehr genau hinzuschauen und die Zutatenlisten genau zu studieren. Insgesamt werden Sie sicher wie viele andere Betroffene feststellen, dass der Verzicht weit kleiner ist, als anfänglich befürchtet. Der Gewinn aber wird groß sein. Sie werden Neues beim Kochen lernen, Sie werden neue Lebensmittel und Produkte kennen lernen, Ihr Geschmackssinn wird sich positiv verändern und Sie werden sich gesundheitlich ganz sicher in vielerlei Hinsicht besser fühlen.

Adressen und Internetseiten, die weiterhelfen

Allergie-Informationen von Lebensmittel-Herstellern

Folgende Unternehmen verfügen über spezielle Listen für Allergiker bzw. informieren am Verbrauchertelefon, per E-mail oder auf der Homepage über die Inhaltsstoffe ihrer Produkte. Die Buchstaben in Klammern verweisen auf Bezugsquellen.

(H): Heimservice, (N): Naturkosthandel, (R): Reformhaus, (V): Versand. Alle anderen Hersteller vertreiben ihre Produkte über den Lebensmitteleinzelhandel. Bitte beachten Sie, dass diese Liste nur eine Auswahl darstellt.

Allos Walter Lang Imkerhof (N)
Tel. 0 54 45/98 99-0,
www.allos.de

Alnatura GmbH
Tel. 0 62 57/93 22-0
www.alnatura.de

Bahlsen GmbH & Co KG
Tel. 0 18 05/30 23 30
www.bahlsen.de

bofrost Dienstleistungs GmbH & Co. KG
Tel. 08 00/2 63 76 78 (gebührenfrei)
www.bofrost.de

Byodo Naturkost GmbH (N)
Tel. 0 86 31/3 62 90
www.Byodo.de

Davert GmbH (N)
Tel. 0 25 98/69-0
www.davert.de

Dr. Oekter
Tel. 0 18 03/24 25 26
www.oetker.de

Eismann Tiefkühl-Heimservice GmbH & Co. KG
Hotline 08 00/13 47 62 66
www.eismann.de

Martin Evers Naturkost (N)
Tel. 0 26 26/75 73 42
www.eversnaturkost.de
www.babyrat.de

Fauser Vitaquell KG (R)
Tel. 0 40/57 20 20
www.vitaquell.de

Bruno Fischer (N)
Tel. 0 26 26/75 73 42
www.brunofischer.de

Frosta AG
Tel. 08 00/1 00 00-08
www.frosta.de

Haribo
Tel. 02 28/5 37-0
www.haribo.com

Heirler Cenovis GmbH (R)
Tel. 0 77 32/80 71
www.heirler.de

Rich. Hengstenberg GmbH & Co. KG
Tel. 07 11/39 29-0
www.hengstenberg.de

Hipp GmbH & Co.
Tel. 0 84 41/75 70
www.hipp.de

Carl Kühne KG
Tel. 0 40/8 53 05-3 33
www.kuehne.de

Langnese-Iglo GmbH
Tel. 0 18 02/44 56 46 36 (Iglo)
Tel. 0 18 02/52 64 63 73 (Langnese)
www.iglo.de

NaturataSpielberger AG (N)
Tel. 0 71 35/98 15-0
www.naturataspielberger.de

Nestlé Alete Babyservice
Tel. 08 00/2 34 49 44
(gebührenfrei)
www.alete.de

Nestlé Verbraucherservice
Tel. 0 69/66 71-30 71
www.nestle.de

Haus Rabenhorst (R)
(Sibylle-Diät, 3Pauly)
Tel. 0 22 24/18 05-24
www.3pauly.de
(glutenfreies, eifreies und milchfreies Gebäck)

Rapunzel Naturkost AG (N)
Tel. 0 83 30/9 10-0
www.rapunzel.de

Tartex + Dr. Ritter GmbH (R)
Tel. 07 61/51 57-4 26
www.tartex.de;
www.dr.-ritter.de

Thomy Verbraucherberatung
Tel. 0 69/66 71-28 28
www.thomy.de

Unilever Deutschland
Ernährungs Forum
Tel. 0 40/34 93-19 88
www.ernaehrungs-forum.com
Marken: Bertolli, Bifi, Brunch, Dextro Energy, Du darfst, Knorr, Lätta, Lipton, Mazola, Mondamin, Pfanni, Rama

Zimbo-Gruppe
RZ-Zimmermann GmbH & Co. Holding KG
Tel. 02 34-95 53-0
www.zimbo.de

Hersteller von besonderen Produkten und Versandhandel

Allsana-Produkte für Allergiker (V)
Tel. 0 86 52/94 80 98
www.allsana.de

D'Amico Thomas (V)
Tel. 0 89/8 71 40 11
www.feinkost-glutenfrei.de
(glutenfreie Produkte, u.a. Nudeln „Le Veneziane")

Flachs Wurstwarenversand Schleuß & Lehmann (V)
Tel. 0 40/38 68 06 60
wurst-flachs@online.de
(Fleisch- und Wurstwaren mit wenigen Zutaten)

Govinda-Versand (N, V)
Tel. 0 67 82/98 90 01
www.govinda.de

Hammermühle Diät GmbH
Tel. 0 63 21/95 89-0 (R, V)
www.hammermuehle.de
(glutenfreie und eifreie Produkte)

Huckelriederfeld-Hof (V)
www.huckelrieden.de
(Fleisch, Wurstwaren mit wenigen Zutaten, ohne Zusatzstoffe; Versand über Optima-Naturprodukte GmbH)

Naturkornmühle Werz (N, R, V)
Bio-Gebäck, glutenfreies Gebäck
Tel. 0 73 21/5 10 18
www.vollwertcenter.de
(glutenfreie, eifreie Produkte)

Optima-Naturprodukte GmbH (V)
Tel. 0 23 36/47 25 21
www.optima-naturprodukte.de
(umfangreiches Allergikersortiment)

Querfood glutenfrei (V)
Tel. 03 87 21/2 27 50
www.querfood.com
(nur glutenfreie Produkte)

Metzgerei Schmitz (V)
Tel. 0 23 30/22 32
www.alwuwaschmitz.de
(Fleisch- und Wurstwaren mit wenigen Zutaten, ohne Zusatzstoffe)

Schnitzer GmbH & Co. KG (N, R, V)
Bio-Backwaren, glutenfreies Gebäck
Tel. 07 81/5 04-75 00
www.schnitzer-bio.de

Selbsthilfeorganisationen und Therapie

Deuscher Allergie- und Asthmabund e.V. (DAAB)
Tel. 0 21 61/81 49 40
Helpline 02 61/1 02 07
www.daab.de

Deutscher Neurodermitis Bund e.V.
Tel. 0 40/23 08 10
www.dnb-ev.de

Therapie Schwelmer Modell GmbH
Tel. 0 23 36/4 79 80
www.schwelmer-modell.de
(ambulante Neurodermitis-Therapie)

Verband der Diätassistenten, Deutscher Berufsverband e.V.
Tel. 02 11/16 21 75
www.vdd.de
(Adressen von qualifizierten Ernährungsberatern)

Verband der Diplom-Oecotrophologen e.V.
Tel. 02 28/2 89 22–0
www.vdoe.de
(Adressen von qualifizierten Ernährungsberatern)

Schweiz:
AHA-Stiftung, Schweizerisches Zentrum für Allergie, Haut und Asthma
Tel. 0 31/3 59 90 50
www.ahaswiss.ch

Weitere nützliche (Internet-)Adressen

www.aid.de
Infodienst Verbraucherschutz, Ernährung, Landwirtschaft
u.a. Informationen über Lebensmittelgesetzgebung, Lebensmittelinhaltsstoffe, Zusatzstoffe, Schadstoffe und gesunde Ernährung

www.naturkost.de
Informationen über Naturkost, mit Suchfunktion zur Suche nach bestimmten Produkten oder Herstellern

Neuform Vereinigung Deutscher Reformhäuser (VDR) eG
Tel. 0 61 72/30 03–3 35
www.neuform.de
Einkaufsführer von Reformhausprodukten, mit Listen für Allergiker

www.oekoinform.de
Produktdatenbank für ökologische Produkte und Fair-Trade-Produkte, mit Suchfunktion zur Suche nach allergenfreien Produkten